实用
风湿免疫性疾病治疗

SHIYONG FENGSHI MIANYIXING JIBING ZHILIAO

 任 伟 编著

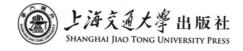 上海交通大学出版社
SHANGHAI JIAO TONG UNIVERSITY PRESS

内容提要

本书首先介绍了风湿免疫性疾病的病理及临床特点，然后分别从发病机制与病理、临床表现及体征、辅助检查、诊断与鉴别诊断、治疗及调护等方面介绍了类风湿关节炎、痛风、干燥综合征、系统性红斑狼疮、多发性肌炎/皮肌炎等疾病的相关内容，并详细阐述了各类自身免疫性疾病肾损害、自身免疫性肝病。本书从较高的视野对风湿免疫性疾病学的研究成果进行了深入浅出的分析与归纳，适合风湿免疫性疾病专业的临床医生、实习医生及在校医学生阅读。

图书在版编目（CIP）数据

实用风湿免疫性疾病治疗 / 任伟编著. --上海 ：
上海交通大学出版社，2023.10
　ISBN 978-7-313-29001-4

　Ⅰ．①实… Ⅱ．①任… Ⅲ．①风湿性疾病－免疫性疾
病－治疗 Ⅳ．①R593.210.5

　中国国家版本馆CIP数据核字（2023）第120588号

实用风湿免疫性疾病治疗
SHIYONG FENGSHI MIANYIXING JIBING ZHILIAO

编　　著：任　伟
出版发行：上海交通大学出版社　　　　　　　地　　址：上海市番禺路951号
邮政编码：200030　　　　　　　　　　　　　电　　话：021-64071208
印　　制：广东虎彩云印刷有限公司
开　　本：710mm×1000mm 1/16　　　　　经　　销：全国新华书店
字　　数：226千字　　　　　　　　　　　　印　　张：13
版　　次：2023年10月第1版　　　　　　　　插　　页：2
书　　号：ISBN 978-7-313-29001-4　　　　　印　　次：2023年10月第1次印刷
定　　价：198.00元

编者简介 ●●●●

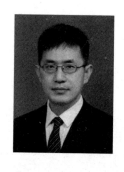

任 伟 ————

男，毕业于新疆医科大学临床内科学专业，现就职于山东省嘉祥县人民医院，现任山东省医学会风湿病分会基层组委员，山东省中西医结合学会风湿病分会委员，山东省健康管理学会风湿病分会委员等职务。擅长类风湿关节炎、强直性脊柱炎、骨性关节炎、痛风等风湿免疫性疾病的诊断及治疗。曾获"济宁市技术能手""嘉祥县五一劳动奖章"等荣誉称号。发表论文5篇，出版著作1部，获国家专利1项，承担科研课题1项。

前言

FOREWORD

  风湿免疫性疾病指主要侵犯关节、肌肉、骨骼及关节周围的软组织,如肌腱、韧带、滑囊、筋膜等部位的疾病。常见的有自身免疫性结缔组织病、系统性血管炎、骨与关节的病变。风湿免疫性疾病包含约 200 种疾病,而且随着医学的发展,越来越多的疾病纳入了风湿免疫性疾病的范畴。风湿免疫性疾病还具有"跨系统""跨学科"的特点,涉及骨科、肾病科、呼吸科、心血管病科、皮肤科、影像科等。针对风湿免疫性疾病病种繁多和分类复杂、病程长且多器官受累等特点,如何对风湿免疫性疾病患者的病情进行分析是广大医师需要学习的重点。为了满足风湿免疫性疾病科专业人员及基层医务工作者的临床需要,使更多的风湿免疫性疾病患者尽快地得到正确的诊断和合理的治疗,编者在参阅国内外相关研究进展的基础上,结合自己的临床经验编写了《实用风湿免疫性疾病治疗》一书。

  本书首先介绍了风湿免疫性疾病的病理及临床特点,然后分别从发病机制与病理、临床表现及体征、辅助检查、诊断与鉴别诊断、治疗及调护等方面介绍了类风湿关节炎、痛风、干燥综合征、系统性红斑狼疮、多发性肌炎/皮肌炎等疾病的相关内容,并详细阐述了各类自身免疫性疾病肾损害、自身免疫性肝病。本书注重科学性和实用性的统一,并尽可能将近年来风湿免疫性疾病诊疗的新技术、新策略提供给广大读者,力求让从事本专业的医务人员在临床工作中遇到问题时可以通过查阅本书解决实际问题。同时,本书从较高的视野对风湿免疫性疾病学的研究成果进行了深入浅出的分析与归纳,希望能对风湿免疫性疾病专业的临床医生及在校医学生有所裨益。

由于编者时间仓促,学识水平和工作实践存在局限,加之临床任务繁重,故书中存在一定的疏漏之处,诚恳地希望读者不吝赐教,提出宝贵意见和建议。

任 伟

山东省嘉祥县人民医院

2023 年 1 月

目 录
CONTENTS

第一章

风湿免疫性疾病的病理

第一节　基本病理改变

　　风湿病的基本病理表现是结缔组织的变性、坏死,炎性细胞的浸润和增生以及骨组织的侵蚀和破坏等。不同的风湿类疾病可出现不同的病变,或不同病变的组合。

一、变性

(一)黏液样变性

　　黏液样变性是指组织间质出现类黏液的聚集,称为黏液样变性。肉眼所见:组织肿胀,切面灰白透明,似胶冻状。光镜下病变部位间质疏松,充以淡蓝色胶状物,其中散在一些多角形或星芒状并以突起互相连缀的细胞。常见于急性风湿病时心血管壁,也可见于类风湿关节炎的关节滑膜,红斑狼疮的皮肤病变处,多发性大动脉炎的主动脉以及硬皮病、多发性肌炎皮肌炎、白塞病的小动脉等处。一般认为,黏液样变性的结缔组织,当病因去除后,可逐渐恢复其形态与功能。但是严重而持久的黏液样变性,可引起纤维组织增生导致组织的硬化。

(二)淀粉样变性

　　组织内有淀粉样物质沉着称为淀粉样变性。淀粉样物质实际上是一种细胞外纤维蛋白,由于遇碘时,可被染成棕褐色,再加硫酸后呈蓝色,与淀粉遇碘时的反应相似,故称之为淀粉样变性。淀粉样物质常分布于细胞间或沉积在小血管的基底膜下,或者沿组织的网状纤维支架分布。病变为灰白色,质地较硬,富有弹性。光镜下 HE 切片中,淀粉样物质呈淡伊红染色、均匀一致、云雾状、无结构的物质。刚果红染色为橘红色,在偏光显微镜下呈黄绿色。电镜下,淀粉样物质为纤细的无分支的丝状纤维构成。可见于风湿性疾病中的类风湿关节炎、强直性脊柱炎。

(三)玻璃样变性

玻璃样变性又称透明变性,是指在细胞内或间质中出现均质、半透明的玻璃样物质,在 HE 染色切片中呈均质性红染。虽然在不同原因所致的不同病变细胞组织中可有透明样变性,但其发生机制和化学成分均不相同。它可以发生在结缔组织、血管壁,有时也可见于细胞内。

1.结缔组织玻璃样变性

结缔组织玻璃样变性常见于纤维瘢痕组织内。肉眼形态为灰白,半透明状,质地坚韧,缺乏弹性。光镜下纤维细胞明显变少,陈旧的胶原纤维增粗并互相融合成为均质无结构红染的梁状、带状或片状,失去纤维性结构。此种病变广泛见于结缔组织增生的慢性炎症过程。可见于风湿性心脏病的瓣膜、硬皮病的皮肤和类风湿关节炎的关节等处。

2.血管壁的玻璃样变性

血管壁的玻璃样变性多发生于肾、脑、胰、脾及视网膜的细小动脉。多种原因如高血压等病引起的全身细小动脉持续痉挛,导致血管内膜缺血受损,通透性增高,血浆蛋白渗入内膜下,在内皮细胞下凝固,呈均匀、嗜伊红、无结构的物质。使细小动脉管壁增厚、变硬,管腔狭窄甚至闭塞,从而可引起心、肾和脑的缺血。此病变多见于系统性红斑狼疮。

3.细胞内玻璃样变性

细胞内玻璃样变性是指细胞内过多的蛋白质导致细胞发生了形态学改变。光镜下常表现为圆形、嗜伊红的小体或团块。肾小球肾炎或伴有明显蛋白尿的其他疾病时,肾脏近曲小管上皮细胞胞浆内可出现大小不等的圆形红染小滴(玻璃小滴),血浆蛋白经肾小球滤出后又可被曲管上皮细胞吞饮并在胞浆内融合形成红染小滴。可见于风湿性疾病所导致的肾脏疾病。

4.纤维素样变性

纤维素样变性也称纤维蛋白样变性,为间质胶原纤维及小血管壁的一种变性,病变部位的组织结构逐渐消失,变为境界不清晰的颗粒状或块状无结构强嗜酸性红染物质,状似纤维素,故称之为纤维素样变性。由于该病变实为一种组织坏死,因此又称为纤维素样坏死,如类风湿皮下结节的坏死就是纤维素样坏死。此外,此种病变亦可见于系统性红斑狼疮患者的皮肤和肾,风湿病心肌间质和心瓣膜以及类风湿关节炎的关节周围组织等。动脉壁的纤维素样变性,在不同的疾病中病变范围不同,严重时可导致动脉全层的坏死。如类风湿关节炎患者、硬皮病患者的小动脉,尤其是结节性多动脉炎均可见到管壁类纤维蛋白坏死、管壁增厚,导致管腔狭窄,形成血栓。

二、炎性细胞的浸润

在局部炎症过程中,伴随着炎症区组织血流减慢及血浆成分的渗出,白细胞主动由微血管壁渗出到炎症区组织间隙内,形成了炎性细胞浸润。在风湿病的发病过程中大多数病变的炎性浸润以淋巴细胞及单核细胞为主,类风湿关节炎的基本病变——关节滑膜炎就伴有弥漫性或局灶性淋巴细胞和浆细胞浸润,并伴有淋巴滤泡的形成,而类风湿关节炎血管炎病变则在血管周围淋巴细胞及浆细胞浸润。在系统性红斑狼疮病变中,心内膜炎为心内膜的结缔组织发生局灶性纤维蛋白样变性并伴淋巴细胞、浆细胞、组织细胞和成纤维细胞的浸润。在风湿热的病变中,伴随皮下结缔组织变性坏死,胶原纤维分裂,具有巨细胞和淋巴细胞浸润。同样在系统性红斑狼疮患者的血管和皮肤附属器官周围也有成片淋巴细胞、少数浆细胞和组织细胞浸润。在成人斯蒂尔病患者的皮损活组织检查显示真皮胶原纤维水肿并伴有毛细血管周围中性粒细胞、淋巴细胞和浆细胞浸润。

三、增生

主要表现为成纤维细胞、毛细血管及小血管内皮、外皮细胞增生、肉芽肿形成。晚期成纤维细胞可由静止状态的纤维细胞转变而来,也可由未分化的间叶细胞分化而来。幼稚的成纤维细胞胞体大,两端常有突起,突起也可呈星状,胞浆略显嗜碱性。电镜下,胞浆内有丰富的粗面内质网及核蛋白体,说明其合成蛋白的功能很活跃。成纤维细胞停止分裂后,可开始合成并分泌原胶原蛋白,在细胞周围形成胶原纤维,细胞逐渐成熟,变成长梭形,胞浆越来越少,核越来越深染,成为纤维细胞。全身小血管(动静脉)可有内皮或外皮细胞增生,管壁坏死,血栓形成,最后纤维化等。如果炎症局部形成主要由巨噬细胞增生构成的境界清楚的结节状病灶,则该病灶称为肉芽肿。在风湿性疾病中,类风湿关节炎的皮下结节、风湿热心肌间质中的 Aschoff 小结、韦格纳肉芽肿均属于肉芽肿。因为不同病因可以引起形态不同的肉芽肿,所以病理医师可根据典型的肉芽肿形态特点做出病理诊断。随着炎症吸收、纤维结缔组织增生,最后病灶可纤维化、玻璃样变及硬化,如风湿性疾病的晚期脏器表现为心肌纤维化和肺纤维化等。

第二节 不同组织和器官的病理改变

一、血管

血管是多种风湿病侵犯的主要组织,并且不同的风湿性疾病血管病变的范围不同,如结节性多动脉炎主要侵犯中、小动脉,偶可侵犯微小动脉、静脉,受累脏器以肾、心、消化道、脑等常见,而较少累及肺和脾脏;韦格纳肉芽肿主要侵犯小动脉、微动脉、小静脉、毛细血管及周围组织;白塞病是非特异性血管炎,包括不同大小的静脉、动脉和毛细血管;而风湿热则多累及冠状动脉和肾、胰、肠系膜、肺和脑等部位的动脉。风湿性疾病所引发的血管炎以血管壁全层受累多见,并且以纤维素变性或坏死、炎性细胞浸润为基本病理改变,进而引起血管壁增厚或坏死,导致管腔狭窄,血栓形成。此外,随着疾病种类不同,血管炎的病变也各具特点。如结节性多动脉炎病变早期可见动脉内膜下水肿,纤维素渗出,内皮细胞脱落,相继中层可有纤维素样坏死、变性,并且全层可见中性粒细胞、单核细胞、淋巴细胞浸润引起内弹力层断裂,随后炎症逐渐吸收,纤维组织增生,血管壁增厚甚至闭塞,导致血栓的形成。而白塞病一般是内皮细胞肿胀和增生以及管壁水肿,并有少许嗜伊红物质沉积,进而肌层分离,管壁增厚,管腔狭窄,但血栓形成者少。

二、心脏

风湿热、系统性红斑狼疮、类风湿关节炎以及成人斯蒂尔病均可有心脏病变,并且多以心内膜炎和心肌炎为主,累及瓣膜进而影响心脏功能。风湿热引起的心脏损害最为普遍,在心肌间质血管旁的结缔组织中,多可见到典型的风湿病病理变化,并且分布广泛。由风湿热引起的心内膜炎主要累及瓣膜,瓣膜充血、肿胀及增厚,表面上出现小的赘生物,形成瓣口关闭不全。在瓣叶闭合处纤维蛋白的沉着可使瓣叶发生粘连,瓣膜的改变加上腱索和乳头肌的粘连与缩短,使心瓣膜变形,逐渐可导致瓣口狭窄,进而影响心功能。系统性红斑狼疮所引起的心内膜炎为心内膜的结缔组织发生局灶性纤维蛋白样变性,继之出现淋巴细胞和成纤维细胞增生和纤维形成,反复发生后,形成疣状心内膜炎,累及瓣膜与乳头肌可影响瓣膜功能,其中以二尖瓣的损害最常见。而类风湿关节炎所累及的瓣膜病变,最常受累的是主动脉瓣,其次是二尖瓣,多表现为非特异的心瓣膜炎,在瓣膜环和基底部可见细小的类风湿肉芽肿侵犯,但一般不影响瓣膜的功能。

三、肺

风湿性疾病所累及的肺部疾病可包括间质性肺炎、非特异性的肺泡炎、细支气管炎、肉芽肿性肺炎甚至肺实变和肺梗死。早期多以血管、血管周围、细支气管周围炎为主要表现,可伴有纤维素性渗出以及淋巴细胞和浆细胞浸润,以后逐渐波及间质和实质,可出现间质肺泡壁和毛细血管的纤维蛋白样变性、坏死和透明性变,可致肺泡区广泛纤维化,造成细支气管壁增厚,管腔变窄,肺泡间隔增宽、扭曲,肺间质纤维化。肺结节病初发病有较广泛的单核细胞、巨噬细胞、淋巴细胞浸润的肺泡炎,累及肺泡壁和间质,并可在局部形成肉芽肿。结节病肉芽肿的典型特征为非干酪坏死性上皮样细胞肉芽肿,由高度分化的单核吞噬细胞和淋巴细胞组成。在慢性阶段,肉芽肿周围的成纤维细胞胶原化和玻璃样变,称为非特异性纤维化,一般多见于右肺上叶,伴肺叶收缩。

四、脑

脑部病变主要出现在风湿热,表现为脑实质内小血管充血,可见淋巴细胞、浆细胞等浸润,有形成环绕小血管的小结的倾向,此小结分布于纹状体、黑质及大脑皮质等处。在纹状体病变显著时,患者常有舞蹈病的表现。

五、肾

风湿性疾病引发肾病以系统性红斑狼疮和韦格纳肉芽肿最为典型。在系统性红斑狼疮中肾小球先受累,后出现肾小管病变,主要为肾小球毛细血管壁发生纤维蛋白样变性或局灶性坏死,内有透明血栓以及苏木素小体,或毛细血管襻基底膜呈灶性增厚,严重时弥漫性增厚,形成所谓"铁丝圈"损害,为 DNA、抗 DNA 抗体、补体和纤维蛋白物等沉积。肾小球除毛细血管病变外,细胞数目亦可增多,主要为系膜细胞增生,往往呈局灶性。肾小球囊壁上皮细胞可增生形成新月体。晚期肾小球纤维组织增多,血管闭塞,甚或与囊壁粘连而纤维化。韦格纳肉芽肿的肾脏表现呈坏死性肾小球肾炎的改变,肾小球毛细血管灶性或节段性坏死,细胞浸润,肾小球周围呈肉芽肿反应,病变发展可形成新月体结构,免疫荧光检查肾小球毛细血管壁有免疫复合物沉积。另外成人斯蒂尔病也可引起肾脏的淀粉样变。

六、关节

风湿性疾病中侵犯关节的主要包括类风湿关节炎、风湿热、幼年类风湿关节炎、成人 Siill 病以及骨关节炎和大骨节病。除了后两种疾病以首先侵犯关节软骨为主外,其他种类的风湿病均从侵犯关节滑膜开始。类风湿关节炎早期出现滑膜充血、水肿、组织疏松,随着毛细血管的增生和通透性增高,浆液渗出到关节腔内。急性期以淋巴细胞和单核细胞为主的少量中性粒细胞渗出,慢性期滑膜细胞增生活跃,新生血管和纤维组织增生机化,导致滑膜不规则增厚,表面形成许多小绒毛突入关节腔内,尤以滑膜和软骨连接处更为明显。这些大量增生的纤维组织、新生血管和炎性细胞形成血管翳,侵蚀性长入软骨或骨表面,阻断了软骨从滑膜液中获取营养,致软骨表面糜烂和溃疡。另外,滑膜炎症可致纤维素性渗出,吸收机化,造成相对关节面纤维素性强直。进一步骨质增生和钙盐沉着,则形成骨性关节强直。关节囊钙化,韧带肌腱松弛,肌肉痉挛、萎缩以及其他的机械作用,可导致关节挛缩,半脱位,造成关节畸形。其他风湿病引发关节滑膜炎病理表现均与此相似,但风湿热引发的关节滑膜炎由于渗出物中纤维素通常不多,易被吸收,因此一般不引起粘连,活动期过后也不产生关节强直或畸形等后遗症,幼年类风湿关节炎也较少发生关节破坏。

骨关节炎的病理基础是关节软骨病变,早期光镜下可见软骨细胞肿胀,数管减少,软骨纤维素样变,继以糜烂、溃疡、血管受累。软骨下骨可发生象牙样改变并增厚,软骨边缘韧带附着处形成骨赘,而外周承受压力较小的部位骨质萎缩,有时在软骨下骨质内可见到大小不一的囊腔状改变,是由于骨小梁的微细骨折而引起的黏液样和纤维蛋白样改变。大骨节病主要侵犯软骨内的透明软骨部分,病理变化可分轻、中、重度。①轻度:在骺板软骨的近干侧端,成熟的肥大细胞层出现凝固性坏死,但关节软骨无变化或变化很轻微。②中度:关节软骨出现近骨性软骨细胞坏死改变,并且多为带状坏死。③重度:关节软骨的坏死性改变严重,多达软骨的深层,亦可出现全层软骨坏死,关节表面溃损、剥脱和裂隙形成,最后在临床上出现关节粗大畸形的特征

七、皮肤

肌肉筋膜风湿类疾病中以多发性肌炎和皮肌炎、硬皮病及系统性硬化症和嗜酸性筋膜炎侵犯皮肤肌肉筋膜最为常见。其他如系统性红斑狼疮、风湿热等也可以见到皮肤肌肉的病变。

多发性肌炎和皮肌炎的主要病理特征为肌肉广泛或部分受侵害。肌纤维初期肿胀,横纹消失,肌浆透明化,肌纤维膜细胞核增加,肌纤维分离、断裂。病变进一步发展肌纤维可呈玻璃样、颗粒状、空泡状等变性,有时甚至坏死,或肌肉结

构完全消失代以结缔组织,有时可见钙质沉着。病变主要发生在横纹肌,有时也可见于平滑肌和心肌。皮肤改变在初期水肿性红斑阶段可见表皮角化,棘层萎缩,钉突消失,基底细胞液化变性,真皮全层黏液性水肿,血管扩张,周围主璎为淋巴细胞浸润。在进行性病变中,胶原纤维肿胀、均质化或硬化,血管壁增厚,皮下脂肪组织黏液样变性,钙质沉着,表皮进一步萎缩,皮肤附件亦萎缩。硬皮病及系统性硬化症的早期损害为胶原纤维束肿胀和均一化,胶原纤维间和血管周围有以淋巴细胞为主的浸润;晚期损害,真皮明显增厚,胶原纤维束肥厚、硬化,皮脂腺萎缩,汗腺减少。嗜酸性筋膜炎的主要病变作筋膜,呈现胶原纤维增生、变厚、硬化,可见毛细血管扩张和增生。筋膜中增生的胶原组织可伸向皮下脂肪小叶间隔内,使部分脂肪小叶包裹在硬化损害内。直接免疫荧光检查显示筋膜和肌间隔中有 IgG、C3 的沉积,真皮深部与皮下脂肪中的血管周围有 IgM、C3 沉积,真皮表皮交界部可见 IgM 沉积。系统性红斑狼疮的皮肤组织病理变化为表皮萎缩,基底细胞液化变性,真皮上部有嗜色素细胞增生,胶原纤维水肿,并有纤维蛋白样变性,血管和皮肤附属器周围有成片淋巴细胞、少数浆细胞和组织细胞浸润,管壁常有血管炎性变化。在肌肉组织中常累及横纹肌,肌束间和肌束内的结缔组织呈小病灶性纤维蛋白样变性,围管性淋巴细胞、浆细胞等浸润,有时可见肌纤维萎缩或玻璃样变性。

第二章

风湿免疫性疾病的临床特点

第一节 疼 痛

一、关节痛

关节痛始发于老年人多考虑骨性关节炎(OA)、巨细胞动脉炎(GCA),而中年人多是类风湿关节炎(RA),年轻人则常是强直性脊柱炎(AS)。性别虽无绝对鉴别意义,但系统性红斑狼疮(SLE)大多为年轻育龄妇女,而AS则以男性多见。

(一)关节痛起病的急缓

RA多为缓进,而痛风的典型发作则常为夜间突然发生。

(二)关节疼痛的程度

RA及SLE多可耐受,逐渐加重,而痛风则剧烈难忍,当天或1~2天达高峰。

(三)疼痛部位

RA常影响腕、掌指、近端指间以及跖趾关节等,但较少影响远端指间关节,而OA受累部位多见于远端指间关节,出现典型的赫伯登结节(见于70%患者),较少影响掌指关节及腕关节,但40%~60%涉及拇指底部。关节痛是单关节抑或多关节亦有鉴别意义,单关节最多见于结晶性关节炎及感染性关节炎,而RA早期可呈单关节或少关节炎,但随病情进展,往往多关节受累。

(四)关节痛的演变

风湿热虽有关节肿痛,但多次复发也极少引起骨关节破坏,更少关节强直,RA则不同,即或轻型缓进者,处理不当日久也发生骨关节破坏。急性痛风尤其是病程不长者,症状往往于数天或短期内消失,恢复后一如常人。

(五)关节痛是否对称性

反复结晶性关节炎多为不对称性,而 RA 多呈对称性。感染性关节炎也多为不对称性。过去治疗对关节痛的影响有参考意义,阿司匹林治疗风湿热、秋水仙碱治疗痛风有效为诊断提供线索。

二、颈痛

AS、RA 和 OA 等许多风湿性疾病多会侵及颈部,常见的疾病及体征:椎间盘突出,好发于下颈椎,以 $C_{4\sim5}$ 和 $C_{5\sim6}$ 最常见,并引起多种症状。向后压迫脊髓,出现双上肢或双下肢无力、痉挛,腱反射亢进,病理反射阳性,括约肌无力,感觉减退等。压迫侧方神经根时,引起神经根或脊髓侧束的症状,单侧上肢麻木、串痛、感觉及肌力减退,腱反射减弱。椎动脉受压时,突然旋转头颈可出现晕厥。向前突出时,临床症状较少,引起食管受压或刺激症状。总之,椎间盘突出的最常见的体征为低头、咳嗽或提重物时,牵拉神经根而引起疼痛,椎间孔挤压试验阳性,压迫神经分布区域皮肤麻木感或感觉过敏,腱反射减弱或消失,肌力减弱。

胸廓下口综合征:由于臂丛神经、锁骨下动、静脉在胸廓下口受压而引起的一组症状,疼痛向患肢放射,皮肤感觉减退,动脉搏动减弱,肢体发凉。有时为明确受压部位需行血管造影。

三、肩痛

肩关节是人体活动度最大的关节,引起疼痛的原因除局部因素外,还有许多其他因素,如颈神经根压迫和炎症可引起肩部疼痛,许多内脏病变也可放射到肩部,但这些疼痛无准确固定的压痛点,关节活动也不受限。引起肩痛的常见的风湿性疾病如下。

(一)RA

1.肩部类风湿综合征

肩部类风湿综合征多累及双侧肩关节,其他大关节正常,表现为关节间隙进行性狭窄,肱骨头骨质硬化伴有囊性变,最终出现关节边缘骨赘,多发生于 35～55 岁女性,RF 多阳性,晚期出现严重的关节痛和功能障碍。

2.肩胛胸壁综合征或胸肋综合征

肩胛下囊、肩胛胸壁滑囊和三角肌下滑囊受累,滑囊内充满米粒样小体,少许滑液,穿刺常抽不出液体,容易误诊为实性肿瘤,多伴有肩锁关节病变。

3.肩锁关节炎

关节内滑膜增生,关节肿胀、疼痛,活动时加重,关节内收前屈时加剧,X线可见关节狭窄、小骨赘形成。

4.胸锁关节炎

RA多见,常为无痛性肿胀,严重时不能平卧,可致肩关节的活动度逐渐丧失。

5.肩胛上神经卡压

引起肩峰部或肩胛区疼痛,上肢外展到水平位时明显,在肩胛上切迹封闭能缓解疼痛支持诊断。

6.肩手综合征

慢性肩痛引起上肢肌肉失用性萎缩和血管运动障碍,表现为手部肿胀,关节僵硬,远端苍白,手心多汗,关节疼痛等症状。临床分为3期:急性期、营养不良期和萎缩期。X线可见弥漫片状骨质疏松,软骨下骨吸收和骨边缘粗糙,骨密度测定骨矿物质含量下降达1/3,骨扫描多见放射性核素浓集。

(二)撞击综合征

撞击综合征又称肩峰下滑囊炎、冈上肌腱炎、肩袖损伤,是由肩袖和肩峰下滑囊在喙突肩峰及肱骨头之间挤压造成。早期用力时肩部钝痛,肱骨大结节冈上肌附着点及肩峰前喙突处压痛,外展60°~120°疼痛加重,合并二头肌腱水肿。二头肌长腱抗阻试验阳性。中期滑囊纤维化、增厚、肩部有摩擦感,因肩袖纤维瘢痕和肩峰间摩擦产生疼痛,并有卡痛感。晚期肩袖诸肌的摩擦及破裂,不断与肩峰撞击,使肩关节活动进一步减少,肌肉萎缩,夜间痛明显,影响睡眠。

(三)肩周炎

肩周炎好发于50岁以上,开始肩关节活动受限,外展、外旋为重,渐渐出现夜间痛,可放射到手、颈、肩部,压痛点多位于喙突及肱二头肌长腱结节间沟,又称冻结肩。

(四)钙化性肌腱炎

钙化性肌腱炎多见于冈上肌腱,为变性肌腱钙盐沉积所致,外展痛,X线片可见冈上肌腱钙化阴影。

(五)肱二头肌腱鞘炎

由于肱二头肌长腱在肱骨结节间沟鞘管内长期磨损,造成水肿、粘连,疼痛明显,活动受限,但外展不痛,压痛点位于结节间沟处,局部普鲁卡因封闭后疼痛可消失或减轻。

四、腰背痛

腰背痛是指胸腰关节（$T_{12} \sim L_4$）以下的后背痛。其解剖结构复杂，原因多样。常见的风湿性疾病是 AS、莱特尔综合征、银屑病关节炎（PsA）、OA 和感染性关节炎。

(一)强直性脊柱炎

腰背痛发生率达 90%，起病隐匿，开始为单侧或间歇性，以后发展为双侧，持续性伴僵硬感，休息不能缓解，活动反而改善，X 线片示骶髂关节侵蚀、硬化、增宽、狭窄或部分强直，骨质疏松、骨突关节模糊、椎体方形变和竹节样改变。

(二)银屑病关节炎

腰背痛比 AS 轻，常在周围关节炎数年后出现，X 线片为不对称的脊柱旁骨化形成骨桥，骶髂关节改变常不对称，关节间隙狭窄，关节面侵蚀、硬化、边缘不清。

(三)骨性关节炎

起病隐匿，老年发病，多与外伤、肥胖等因素相关，当压迫神经根时可出现剧烈的下肢牵涉痛，严重时瘫痪，X 线示椎体边缘骨刺形成，唇样变，骨质疏松。

五、足跟痛

引起足跟痛的病变主要有跟腱炎，即跟腱与跟骨粗隆附着点及其附近的炎症。脊柱关节病常有跟骨痛，触痛多在中后部足底筋膜附着点处或跟骨粗隆处，X 线片多表现为骨刺。在一些运动员或重体力劳动人群中，常引起过劳及压迫综合征，体检见跟骨变粗、触痛，背屈踝关节疼痛加重。患者常脚尖点地，小步行进，可主动屈跖，Thompson 试验阳性（捏腓肠肌屈足），说明跟腱撕裂，X 线示附着点骨刺或钙化。类风湿足：双足病变，踝关节肿胀，跟腱旁凹陷消失，关节活动受限，压痛明显，晚期发生踇外翻，趾重叠，跖趾关节脱位，趾骨头下纤维脂肪垫消失，继发巨大滑囊炎，痛性胼胝体等。X 线片示局部骨质疏松，关节边缘软骨先侵蚀性破坏，关节间隙狭窄，最终出现纤维性骨性强直。

第二节 发　　热

一、定义

正常人在体温调节中枢的调控下,机体的产热和散热过程经常保持动态平衡。当机体在致热源作用下或体温中枢功能障碍时,产热过程增加,散热不能相应的增加或散热减少,使体温增高超过正常范围称为发热。长期发热是指持续发热超过 2 周。按发热的高低可分为低热(37.3～38 ℃)、中等度热(38.1～39 ℃)、高热(39.1～41 ℃)、超高热(>41 ℃)。

二、病因

(一)感染性疾病

1.结核感染

常有结核中毒症状,实验室检查和 X 线胸片有相应改变。抗结核治疗有效。

2.细菌感染

(1)败血症:金黄色葡萄球菌和革兰阴性杆菌败血症多见。血培养呈阳性。

(2)感染性心内膜炎:原有先心病或风湿性心脏病者出现高热及心脏杂音等,应反复做血培养。

(3)胆管感染:持续性发热伴恶心、呕吐、黄疸及右上腹痛,胆管造影异常,超声检查胆囊收缩不佳。

(4)呼吸道感染:发热、咽痛、咳嗽等,影像学检查异常。

(5)尿路感染:发热、腰痛、尿道刺激征等,中段尿培养阳性。

(6)其他感染:妇科疾病、深部脓肿等。

3.病毒感染

EB 病毒、乙型肝炎病毒和丙型肝炎病毒。

4.真菌感染

长期应用抗生素、激素、免疫抑制剂者出现发热,需做真菌培养和抗真菌治疗。

5.寄生虫感染

常有地区性。

6.其他

支原体、立克次体、螺旋体感染等。

(二)肿瘤

对长期发热伴血沉快者,在除外其他原因后应警惕。

1.血液系统肿瘤

如淋巴瘤、恶性组织细胞病、白血病、多发性骨髓瘤等,应做骨穿、淋巴结活检等。

2.实体性肿瘤

如胃癌、肝癌、肺癌、胰腺癌、结肠癌、骨肉瘤等。

(三)风湿性疾病

1.风湿热

发热、关节痛、心肌炎、舞蹈病、环形红斑、皮下结节、血沉快、抗链"O"增高,抗风湿治疗有效。

2.SLE

年轻女性见发热,多系统损害,抗核抗体阳性等。用激素治疗退热明显。

3.RA

多为低热,少数有高热。小关节对称肿痛、晨僵、类风湿因子阳性、X 线有改变。

4.多发性肌炎/皮肌炎

除发热外,有近端肌无力、肌酶活性改变、肌电图及肌活检异常。

5.干燥综合征

个别有高热,有口干、眼干等外分泌腺受损表现,抗 SS-A、SS-B 抗体阳性,唇腺活检有灶性淋巴细胞浸润。

6.成人斯蒂尔病

发热、一过性皮疹、关节痛、白细胞数增高,但必须除外其他疾病。

7.血管炎

不明原因发热、消瘦、皮疹、多系统损害、抗中性粒细胞胞浆抗体(ANCA)阳性等。

8.脂膜炎

发热、皮肤改变等。

9.结节病

多有肺脏改变,其次有皮肤、眼、淋巴结的改变。

10.其他

除发热外,有原发病的表现,如急性痛风性关节炎常有关节红、肿、热、痛等。

(四)功能性发热

1.夏季低热

每至夏季出现,天气转凉自行消失,可治愈。

2.自主神经功能紊乱

多见于年轻女性。

(五)其他

内分泌代谢障碍如甲亢、甲亢危象;无菌性坏死物质吸收(大面积烧伤、术后、内出血等);药物热。

第三节 眼部表现

多种风湿性疾病有眼及其周围结构的异常,如 RA 的关节和眼有相同的病理过程,结膜和巩膜的炎性变化与滑膜和软骨相似,免疫因素介导的炎症造成各器官的损伤。眼的解剖结构分为 3 层:外层即巩膜,中间血管层称葡萄膜,内层为视网膜。不同的疾病影响的部位可以不一样,可累及一层或一层以上,如 RA 侵犯外层发生巩膜炎,AS 和幼年类风湿关节炎(JRA)常侵犯中层发生虹膜炎,而 SLE 累及视网膜造成特征性的视网膜血管炎或狼疮视网膜炎。

一、RA

最常见的眼部表现是巩膜炎和角膜炎,巩膜结膜炎即 Sicca 综合征。

(一)巩膜炎

轻重不等,可为局限性、浅表性巩膜炎,巩膜外层炎,严重时出现痛性坏死性巩膜炎,预后极差。RA 巩膜炎的发病率 5%。局限性或巩膜外层炎炎症浅表,局部用药容易控制,无严重后果;深部巩膜炎影响视力及存活,需要全身用药,长期治疗;坏死性巩膜炎危害极大,巩膜血管突然闭塞,造成巩膜坏死、溶解,眼球血管膜暴露,多出现病情进展期。巩膜炎本身也可出现严重的并发症,如角膜炎、白内障、葡萄膜炎和青光眼。

(二)RA 引起的结膜病变

后果严重且常被忽视,它可伴发巩膜炎,也可单独出现。其中一种类型为角膜周边或角膜缘溃疡,溃疡可不继续扩大,也可逐渐扩散至角膜穿孔,这种情况多发生在病情进展期以及全身应用糖皮质激素治疗期间。

(三)Sicca 综合征(KCS)

Sicca 综合征是 RA 的一种常见的表现,其他风湿疾病也可出现,首先由 Sjogren 报道患者有口、眼干及关节炎。KCS 表现多样,眼科检查可见结膜下方点状溃疡,偶见结膜浸润和坏死导致结膜穿孔。

治疗:保持眼睛湿润,可用人工泪液,佩戴隐形眼镜能防止泪液蒸发减轻异物感,尽量少用药以减少并发症,但严重者需积极治疗。

二、JRA

眼部表现与成年人 RA 明显不同,成人 RA 主要影响外层造成巩膜炎,而 JRA 侵犯中层出现葡萄膜炎,巩膜炎少见。葡萄膜炎发病率为 10%,少关节炎型 JRA 多见,一般在关节炎后发生,也可先于关节炎出现。虹膜炎轻者无症状,重者表现为眼红、疼痛、畏光、流泪,还可出现结膜上皮下钙质沉积,引起带状角膜病,从而发生白内障及继发青光眼,严重虹膜炎会造成失明。局部及全身使用糖皮质激素治疗本身也会引起白内障和青光眼。

三、AS

虹膜炎在 AS 中非常多见,几乎所有患者在不同阶段都会发生,所以已将其视为 AS 的一个临床表现。它可先于关节病变 1~2 年出现,也可发生在病情静止期,易复发,一般为双侧,20%AS 因此致残。有相当一部分患者因虹膜炎在眼科就诊时发现 AS,所以对青年男性的虹膜炎要警惕 AS 的可能。

四、莱特尔综合征(RS)

典型的三联征包括非淋菌性尿道炎、关节炎和结膜炎,结膜炎一般较轻,有烧灼感、流泪,8%~40%患者有葡萄膜炎,疾病复发时易发生。

五、肠病性关节炎

肠病性关节炎指溃疡性结肠炎和局限性肠炎引起的多关节炎,葡萄膜受累造成虹膜睫状体炎,偶有巩膜炎。

六、SLE

眼的任何部分均可累及,但内层受累较 RA 少见,外层受累较血清阴性脊柱关节病少见,这对临床鉴别很有意义,如患者有巩膜炎的同时出现了葡萄膜炎,则 SLE 可能性较大。视网膜病变以絮状渗出为主,视网膜出血、水肿,有人将视网膜血管炎称为狼疮视网膜病。眼外肌肌炎可造成上睑下垂,眼球前凸。药物性狼疮也可出现眼部受累。

七、巨细胞动脉炎(GCA)和风湿性多肌痛(PMR)

GCA 可突然失明,PMR 也有相似症状,二者在临床及组织学检查方面难以区分。

GCA:30％患者有眼部受累,一般发生在系统症状出现后数周至数月,也可在系统症状出现前发生。眼动脉、视网膜中央动脉及睫状动脉炎引起相应的病变。眼动脉的终末支视网膜中央动脉炎及后睫状动脉炎,可致突发不可逆的失明及视神经炎。后睫状动脉受累影响眼外肌血供,引起复视。眼外肌受累出现前房坏死、缺血,发生葡萄膜炎、虹膜坏死及巩膜炎。此时应积极足量全身用糖皮质激素(泼尼松 100 mg/d),控制临床症状及血沉等实验室指标,但仍有用药后无效者,25％的 GCA 出现双侧失明。

PMR:由 Barber 1957 年首先描述老年患者出现肩、骨盆带肌疼痛,伴血沉增快,小剂量糖皮质激素(泼尼松 10～15 mg/d)治疗有明显效果,认识本病的重要性在于有人认为它是一种潜伏性 GCA。

八、结节性多动脉炎(PAN)

结节性多动脉炎可累及中小动脉出现多种眼部表现,常见的有巩膜角膜炎,与 RA 相似,但疼痛剧烈,角膜边缘溃疡扩展成环状,向中央发展遍及角膜大部分造成瘢痕、血管化及穿孔。

九、韦格纳肉芽肿(WG)

眼及周围组织受累常见,据报道可高达 60％。眼球前凸:肉芽肿直接侵犯眶周,进而到巩膜,并影响临近胶原纤维,出现相应临床症状。组织学检查示病变从巩膜中央发生,与一般巩膜炎不同。还可出现其他类型的巩膜炎,如外周溃疡性角膜炎和(或)坏死性巩膜炎。

十、白塞病(BD)

眼部受累平均发生率 66％。常见眼部病变为葡萄膜炎和视网膜血管炎、视神经萎缩、玻璃体炎及眼底出血。眼炎反复发作可造成失明。

十一、多发性肌炎/皮肌炎(PM/DM)

DM 的特征性皮疹是上眼睑紫红色水肿斑称向阳疹,其他眼部表现不具特异性。PM 本身或因合并重症肌无力可造成眼外肌无力,但不多见。儿童 DM 视网膜血管炎常见。

十二、硬皮病

上眼睑运动减弱,皮肤变薄、发亮,引起暴露性角膜炎,如果同时合并眼干,危害则更大。Sicca 综合征在硬皮病中常见。

第四节 肌 肉 表 现

风湿性疾病引起肌肉损害很常见,表现为肌痛和肌无力。

一、PM/DM

PM 表现为近端肌痛并有触痛,伴近端肌无力,肢带肌和颈前屈肌对称性软弱无力,有时伴有吞咽困难或呼吸肌无力,肌酶活性升高,肌电图示肌源性改变,肌活检示病变的横纹肌纤维变性、坏死,细胞浸润等,部分患者可检出抗 Jo-1 抗体和其他抗合成酶、抗 SRP、抗 Mi-2 等抗体。DM 除有 PM 表现外,还有皮肤特征性表现,可见向阳疹、Gottron 征、甲根皱襞毛细血管扩张斑等。

二、结节性多动脉炎(PAN)

表现为弥漫性肌痛或下肢肌触痛,伴有网状青斑,单神经或多神经病变。舒张压大于12.0 kPa,血肌酐、尿素氮增高,血管造影异常。活检示中、小动脉壁有中性粒细胞浸润。

三、SLE

有肌痛、肌肉压痛,少数患者肌肉病变可能是 SLE 的早期初发症状,但很少出现严重的肌无力、肌萎缩和肌炎,通常肌酸磷酸肌酶(CPK)正常,乳酸脱氢酶(LDH)常常增高。

四、风湿性多肌痛(PMR)

多在 50 岁以后发病,肌痛以上肢近端肌群更为明显,髋周也常累及,常伴有局部肌肉压痛,行走困难,由于废用肌肉轻度萎缩。肌酶谱和肌电图正常,肌活检示肌纤维正常,受累肌肉无红、肿、热,也无肌力减退,此病对小剂量糖皮质激素反应良好。

五、混合性结缔组织病(MCTD)

近端肌常有压痛和肌无力。CPK 和 LDH 明显升高,肌电图示典型的多发性肌炎变化。手和手指肿胀呈腊肠样,可见指(趾)雷诺征。可检出高滴度的抗U1RNP 抗体。

第五节　皮肤黏膜表现

风湿性疾病常常累及多个系统,皮肤含有丰富的结缔组织和血管,因而是一个重要的靶器官。皮疹的鉴别诊断非常复杂,正确认识风湿病中皮疹的表现有助于诊断。通过细致的体格检查可以发现银屑病或盘状红斑狼疮隐藏在头皮的皮损、银屑病的指甲顶针样凹陷、结节病的皮肤瘢痕等。

一、BD

典型的三联征包括虹膜炎、复发性口腔及生殖器溃疡,可出现多系统损害,包括眼、皮肤、黏膜、血管、关节、肠道、肾脏及神经系统受累。

(一)口腔溃疡

阿佛他溃疡,初为点状红斑,逐渐发展为浅表溃疡,偶见深部较大溃疡。

(二)生殖器溃疡

男性多见于阴囊,也可在阴茎;女性多见于阴唇,也可出现于阴道。

(三)其他皮肤表现

如结节红斑、下肢多见,有时在上肢,偶在躯干和头、面部,几个或十几个,皮色呈淡红或暗红色伴疼痛,可反复发作;另可见毛囊样皮疹、脓疱、疖、浅表静脉炎等。

二、DM/PM

(一)DW 有特征性皮疹

1.向阳疹

向阳疹指上眼睑的水肿性暗紫色斑,一般在病程早期出现,可蔓延至面颊、颈部、前胸及暴露部位,在四肢主要位于大、小关节伸面。

2.Cottron 征

紫红色、略高出皮肤表面的皮疹,多位于指间关节伸面,病程后期出现。

(二)皮肤异色病

斑点样色素沉着、色素减退、毛细血管扩张、皮肤萎缩,多在病程后期出现。

(三)皮肤、筋膜、肌肉钙化

儿童多见,并伴有严重肌肉受累。

(四)其他

DW 还可有雷诺现象、红斑、丘疹、黏膜溃疡、黏膜白色病变。皮损与肌炎的严重程度无关,但甲皱毛细血管异常与病程中器官受累的多少有关。

三、结节红斑(EN)

散在分布,可触及皮下结节,有压痛,红斑中心略高出皮肤表面,直径不小于2 cm,多位于胫、踝部,也可对称出现于四肢伸侧,面部少见。前驱症状有发热、畏寒、周身不适及多关节痛,皮疹消退后不遗留瘢痕或溃疡。EN 是皮下组织血管的超敏反应,应注意寻找原发病。

(一)感染

(1)β 溶血性链球菌感染:上呼吸道感染后 3 周内发生。

(2)结核:结核菌初次感染后 3～8 周出现,是 EN 常见的病因。

(3)深部真菌感染:球孢子菌、组织胞浆菌、北美芽生菌。

(4)结节性麻风:麻风伴有 EN、虹膜炎、睾丸炎、淋巴结病及多神经炎时称为结节红斑样麻风。

(二)结节病

Lofgren 综合征包括双侧肺门淋巴结肿大和 EN。

(三)药物过敏

磺胺、溴化物、碘化物、口服避孕药等可引起 EN。

(四)炎性肠病

约10%溃疡性结肠炎和局限性肠炎病例出现EN。

(五)BD

可出现EN和其他皮损。EN还应与Weber-Christian综合征、胰腺炎的皮下结节脂肪坏死、复发性血栓性静脉炎、皮肤血管炎、深部狼疮等鉴别。

四、JIA

30%病例有皮疹,2岁以下多见,表现为皮肤红斑,略高出皮肤表面,直径3~10 mm,边缘不清,好发于躯干、四肢及面部,可融合,伴瘙痒,红斑在发热时出现,热退后消失。皮疹与病情活动有关,但与类风湿因子(RF)无相关性。年龄较小患者皮下结节罕见,年龄较大、类风湿因子阳性者皮下结节多见,与成人RA相似。

五、红斑狼疮

(一)狼疮带试验(LBT)

直接免疫荧光染色发现在表皮-真皮结合处有免疫球蛋白和补体沉积。90%的盘状红斑狼疮(DLE)和SLE皮损处LBT阳性,DLE正常皮肤处LBT为阴性,50%的SLE非暴露部位正常皮肤处LBT阳性,而80%的SLE暴露部位正常皮肤处LBT阳性,LBT可反应病情的活动性。

(二)DLE

DLE以皮肤损害为主。90%盘状皮损仅局限于面颊、耳郭和头皮等颈部以上的皮肤,呈局限性DLE,表现为圆形或不规则形状的鲜红或暗红色斑块,边缘色深,并略高于中心,中央萎缩,色素变浅,可累及黏膜、唇、颊、舌、腭等。皮疹消退后可遗留瘢痕,甚至变为皮肤癌。10%可累及上胸、背、上肢、手足背和足跟等部位,称播散性DLE。皮损小,数量多,分布广泛。5%的DLE进展为SLE。

(三)亚急性皮肤型红斑狼疮(SCLE)

亚急性皮肤型红斑狼疮为皮肤特征性损害而内脏病变较少。表现为鳞屑性红斑,呈银屑病样或糠疹样红斑,皮肤损害浅表,消失后无皮肤萎缩、瘢痕和毛孔扩大。环状红斑:呈环状或多环状,边缘水肿隆起,外绕以红晕,中央消退后留有色素沉着和毛细血管扩张。

(四)深部红斑狼疮

深部红斑狼疮又称狼疮性脂膜炎,累及皮下脂肪组织,为结节或斑块状,以面颊、臀、臂部常见,质地硬,不移动。

(五)SLE

其皮肤表现在美国风湿病学会(ACR)的 11 条诊断标准中就占 4 条,即颊部红斑、盘状红斑、光过敏、口腔及鼻咽部溃疡。

1.颊部红斑

40％的患者出现蝶形红斑,光照后加重,伴有系统损害时发生。皮疹持续不退,可有皮肤萎缩、毛细血管扩张并遗留瘢痕。

2.盘状红斑

20％的患者出现。

3.光过敏

通常引起光照性水肿的 B 型紫外线,波长 280～320 mm,日光照射可致 SLE 突然发作。

4.口腔及鼻咽部溃疡

一般比较浅表,基底呈灰色,边缘红色,疼痛,常伴有严重皮肤损害。

5.雷诺现象

雷诺现象见于 30％病例。

6.脱发

有以下 2 种形式,斑片状脱发,盘状红斑狼疮侵及头皮引起;弥漫性脱发,临床上可伴 SLE 的暴发,病情稳定后能长出新发,前额处头发易枯黄、断裂。

7.血管炎

动脉炎可造成指(趾)坏疽;网状青斑下肢多见;白细胞破碎性血管炎的表现;前臂、手、指(趾)及踝部痛性溃疡。

8.甲周毛细血管扩张

甲周毛细血管扩张常见于硬皮病、皮肌炎,但 RA 少见。

9.荨麻疹

SLE 可出现。

六、莱姆病关节炎

皮疹在蜱叮咬后 3～21 天出现,常伴有关节炎、神经系统损害、心脏也可受累。

七、银屑病

皮肤及关节均可受累,30％的病例有家族史。任何类型的银屑病都可伴有

21

银屑病关节炎,80%的银屑病关节炎患者出现指甲病变,30%的病例无关节受累。某些药物也可诱发银屑病,如氯喹、锂制剂等。典型的皮损为界限清楚、高出皮肤表面的皮疹,小丘疹或斑片状,表面覆有多层银白色鳞屑,皮疹消退后不遗留瘢痕。一般呈对称性分布,也可独立存在。皮疹好发部位为膝、肘、头皮及腰骶部。

Koebner现象:指在创伤部位如搔抓、日照或物理损伤处出现新的皮损,刮去鳞屑后,可见点状出血。

除上述典型皮损外,还有以下几种。①慢性斑片型:好发于肘、膝、头皮、腰骶部及躯干、四肢近端,皮损可融合成片。②可逆型:好发于易摩擦部位。③泪滴型:好发于躯干四肢近端,β溶血性链球菌感染可诱发。④手掌型:手掌及手指斑片状皮疹,上覆有鳞屑,易与皮肤真菌感染混淆。⑤脓疱型:手掌、跖、甲沟皮肤无菌性脓疱,严重时伴有发热、关节痛、白细胞数增高。⑥红皮病型:全身皮肤变硬、潮红、表面有大量鳞屑,感染、药物过敏、日照或接触性皮炎可使症状加重。⑦甲病变:指(趾)甲表面凹陷,甲板失去光泽,甲床上翻,甲下角质增生,甲变脆,易碎裂。

八、坏疽性脓皮病

坏疽性脓皮病常伴发于溃疡性结肠炎和局限性肠炎、类风湿性关节炎、骨髓增生性疾病、多发性骨髓瘤,白血病少见。初为脓疱,有压痛,随后扩展成数厘米的大溃疡,边界不清,中心脓性坏死,下肢、躯干多发,消退后遗留瘢痕,创伤可使溃疡加重或出现新的皮损。皮肤活检无特异性,应除外引起皮肤溃疡的其他病变如血管炎、梅毒、结核,细菌、真菌、原虫感染。

九、莱特尔综合征(RS)

典型四联征包括关节炎、尿道炎、结膜炎和皮肤黏膜损害。皮肤黏膜损害占全部病例的80%。①黏膜损害:阴茎浅表溃疡,漩涡状龟头炎,口腔及咽部溃疡。②皮肤损害:手掌、跖红斑形成脓疱,溢脓性皮肤角化病。后者具特征性,多发生在手足肢端部位,对称,可累及肘、膝、阴茎、头皮和躯干,重症泛发全身。初起为暗红色斑或斑丘疹或黄色小水疱,疱破后形成糜烂面或溃疡,融合成大片,渐形成痂及角化性斑片,结痂及角化等经1~2个月消退,遗留色素沉着及萎缩性瘢痕。③银屑病样皮损:见于头皮、躯干、四肢及阴囊,有时可化脓。④甲病变:甲下过度角化,甲板增厚。⑤广泛表皮剥脱性红皮病:见于严重病例。

十、风湿热

(一)皮下结节

直径<0.5 cm,好发于肘、指节、踝、枕骨等骨突起处,结节可持续 1 个月,也可数月复发,常伴有心肌炎。

(二)环形红斑

躯干、四肢、腋窝多见,初为红色丘疹,迅速扩大成环形,略高出皮面,外周可成不规则状,皮损在关节炎出现后可破溃,数月后复发。

(三)斑丘疹

斑丘疹少见,大关节屈伸侧的无痛性丘疹。

十一、RA

类风湿结节和血管炎是 RA 的主要皮肤表现,常伴有类风湿因子(RF)阳性。

(一)类风湿结节

20%的 RA 患者出现,直径可达数厘米,多位于皮下,也见腱鞘和骨膜。好发于经常受压处如肘部、足跟、坐骨结节、肩胛区、手、足等部位,若发生在巩膜,可致巩膜软化甚至眼球穿孔。类风湿结节一般不破溃。

(二)血管炎

指(趾)端多见,由红色丘疹发展成痛性皮下结节或溃疡,直径 2~3 mm,严重者出现动脉炎,指端坏疽。下肢血管炎表现为丘疹、血疱、荨麻疹、痛性溃疡、网状青斑。

(三)其他皮肤表现

手掌红斑、皮肤萎缩、雷诺现象,偶见甲周毛细血管扩张。

十二、结节病

除 EN 和斑丘疹为非特异性改变外,其他皮损组织学活检均表现为结节性肉芽肿。

(一)结节红斑(EN)

实质是脂膜炎,表现为痛性、略高出皮面的红斑,对称分布于下肢伸面,胫部多见,消退后有色素沉着,易复发,常伴有发热、多关节疼痛。EN 不是结节病的特异性改变,但伴有双侧肺门淋巴结肿大时称为 Lofgren 综合征。

(二)一过性斑丘疹

一过性斑丘疹分布于躯干、面部或四肢,可伴发急性眼色素膜炎、淋巴结病及腮腺肿大。

十三、硬皮病及其变异型

(一)局限性硬皮病

1.硬斑病

斑片散在分布,边界清楚,质硬、黄白色,病情活动时外周呈淡紫色晕。

2.泛发性硬皮病

皮损数目多,广泛分布于全身多个部位,但很少累及面部,可造成邻近肌肉萎缩。

3.点滴状硬皮病

皮损小,呈白色,主要分布于胸、肩等处。

4.带状硬皮病

儿童多见,常为单侧,周围肌肉及骨受累可导致关节挛缩。单侧面萎缩:面部带状硬皮病引起。军刀状头面伤:面部及头皮受累。

(二)系统性硬化症(SSc)

根据有无雷诺现象分为以下两点。

1.指端硬皮病

指端硬皮病占 90％以上,病程早期双手、足、下肢雷诺现象,以后双手、足皮肤变硬、粗糙、弹性下降,并可延伸至四肢,面部、颈部、躯干均可受累。常见的皮肤损害有:指(趾)硬化;关节挛缩,可出现"鹰爪手";溃疡,好发于指(趾)端、踝及指间关节,合并感染;面具脸,唇变薄,口周放射性沟纹,钩形鼻,面无表情;色素改变,病变区域色素加深或减退,还可有局部皮肤色素脱失形成白斑,广泛皮肤色素沉着少见;毛细血管扩张,好发于面部、口唇、口腔黏膜、躯干上部,甲皱毛细血管异常与内脏受累程度有关;大疱,偶见病变部位;皮肤钙化,一般在病程晚期出现,限于受累关节的皮肤,是 Crest 综合征的表现之一。

2.弥漫性硬皮病

皮疹从躯干迅速向四肢及面部扩散,雷诺现象和指(趾)硬化少见。

硬皮病应与如下疾病鉴别:嗜酸性筋膜炎、移植物抗宿主病、卟啉病、硬斑病、硬肿病、类癌综合征、硬化性黏液水肿、硬化萎缩苔藓、博来霉素诱发的皮肤硬化、聚氯乙烯所致的硬化、职业创伤、特发性淀粉样变、带状硬皮病的肢骨纹状肥大、早老、Werner 综合征及苯丙酮尿症。

(三)嗜酸性筋膜炎

皮损硬化明显,表面呈鹅卵石样,与邻近组织紧密相连,上臂伸侧好发,无雷诺现象和内脏累及。皮肤、筋膜、肌肉活检对诊断有帮助,深筋膜纤维性增厚,细胞浸润,嗜酸性粒细胞增多,皮肤、脂肪、肌肉也有类似的改变。实验室检查 30% 患者嗜酸性粒细胞增高,血沉增快,高丙球蛋白血症。

(四)未分化结缔组织病(UCTD)

临床上有 SLE、SSc 和 PM 的混合表现,高滴度的抗核糖核蛋白(RNP)抗体,尚难诊为某一种特定的疾病,1/3 的 UCTD 患者正常皮肤的直接免疫荧光检查发现表皮下免疫球蛋白及 IgG 沉积,后者常见于有高滴度抗 Sm 抗体的 SLE 患者。

十四、干燥综合征(SS)

1/3 患者可出现紫癜样皮疹,多在下肢,呈米粒大小,边界清楚的红点,颜色逐渐转为暗红,分批出现,每批持续 10 天左右,自行消退,遗留有色素沉着。这种皮疹往往因高球蛋白血症引起。少数患者有结节红斑样皮疹。口腔溃疡周期性发作远不如白塞病的口腔溃疡明显。13% 患者有雷诺现象,但多不严重,不会引起指端溃疡、组织萎缩等改变。

十五、结节性多动脉炎(PAN)

20%～30% 患者伴有皮肤损害,如紫癜、溃疡、网状青斑及远端指(趾)缺血性改变。皮下结节很常见,从几毫米到几厘米,大小不等,沿着浅动脉排列或不规则地聚集在血管旁,结节中央可见坏死形成溃疡。皮肤型多动脉炎血管病变局限在皮肤及皮下组织,极少累及内脏,组织病理与典型结节多动脉炎无明显差别。

十六、韦格纳肉芽肿(WG)

WG 发生广泛性坏死性血管炎时,四肢和臀部出现成群结节,成群鲜红色或紫红色、疼痛、质地硬,形成坏死溃疡。此外,还可出现红斑、丘疹、紫癜、瘀斑、水疱、血疱、风团及坏疽性脓皮病等。

十七、结节性发热性非化脓性脂膜炎

皮下结节是本病的主要特征。其直径通常为 1～2 cm 大小,大者可达 10 cm 以上,边缘清楚,轻度隆起于皮肤,有触痛,部分中央可坏死,破溃后流出脂状物质,结节常成批发生,对称分布,好发部位为臀部和下肢,但前臂、躯干和面部也可出现。经数周和数月后结节自行消退,消退处皮肤凹陷并有色素沉着。发作时有发热,热型不定,有低热、不规则热或高热,高者可达 40 ℃,呈弛张热型,持续 1～2 周后逐渐下降。除发热外,还可有乏力,食欲减退,肌肉和关节酸痛等。偶有少数结节,脂肪坏死时其上之皮肤也被累及而发生坏死破溃,并有黄棕色油状液体流出,被称为"液化性脂膜炎"。

十八、皮肤血管炎

皮肤血管炎包括感染相关性和白细胞破碎性血管炎。

(一)感染相关性血管炎

淋病奈瑟菌关节炎有发热、寒战、腱鞘炎及关节炎,皮损位于四肢远端,数目较少,有压痛,可出现瘀点、瘀斑、血疱、脓水疱,皮损处淋病奈瑟菌培养困难,荧光抗体检查有助于诊断。

(二)白细胞破碎性血管炎

其表现多样,病变主要集中在下肢,一般对称分布,初为斑点状或荨麻疹样丘疹,可化脓,后变成血疱、结节、浅表溃疡,风湿性疾病常见症状上有结痂,这种皮损疼痛明显,持续数周,易复发。分为以下 3 种。

1.Henoch-Schonlein 紫癜

儿童和青年人多见,上呼吸道感染后发作,紫癜好发于四肢伸侧和臀部,伴有下肢水肿,小儿还常出现双手、头皮及眶周水肿。其他表现有关节炎,腹痛,消化道出血,肾脏受累,出现蛋白尿、血尿。实验室检查血清补体水平正常,病变部位早期活检示血管壁 IgA 和补体沉积。

2.低补体血症性血管炎

荨麻疹样皮损伴关节炎和低补体血症。皮疹持续数天,有时为紫癜样皮疹,可出现腹痛、颜面及喉头水肿,肾脏轻度异常。早期活检示血管壁免疫球蛋白和补体沉积。

3.混合性冷球蛋白血症

出现白细胞破碎性血管炎的各种表现,并伴有免疫复合物介导的肾炎,肝、脾、淋巴结肿大,实验室检查有冷球蛋白血症,RF 阳性,低补体血症。活检示血管壁免疫球蛋白和补体沉积。

第三章

类风湿关节炎

第一节 概　　述

类风湿关节炎(rheumatoid arthritis,RA)是以侵蚀性关节炎为主要表现的全身性自身免疫性疫病。常以对称性小关节肿痛为特征。由于其致残率较高,近些年来相关研究不断深入,其早期诊断及干预手段有了明显的提升。

一、RA 发展简史

1854 年英国医师 Garrod 提出了 RA 这个名称。1896 年 Schaefer 和 Raymon 将该病定为独立的疾病,同年 Still 亦对儿童型的类风湿关节炎作了详细的描述。1940 年 Waller 发现类风湿因子(RF)。直到 1941 年美国正式采用 RA 的病名,并首先确定为侵犯结缔组织的全身性疾病。而后 Cawelti、Sloven 分别提出 RA 发病机制的自身变态反应理论,并得到确定。近年来大量的流行病学资料以及相关诊疗手段的不断完善,对该病的早期诊断及干预明显降低了其致残率,有效地改善了 RA 的预后。

二、RA 在全球和全国的总体流行及分布情况

有研究显示,RA 患者的全球发生率在 1% 左右,我国 RA 的患病率为 0.42%,与国外报道的发展中国家 RA 0.35% 的患病率很接近。疾病的发生率与性别有关,临床显示女性 RA 患病率显著高于男性,为(2~3):1。无证据表明与人种及地域有明显关联。

第二节 发病机制与病理

一、发病机制

RA 的发病机制不明确,可能的发病机制如下。

(一)免疫因素

疾病早期天然免疫激活成纤维细胞样滑膜细胞(FLS)、树突细胞(DC)和巨噬细胞。DC 行至中枢淋巴器官呈递抗原并激活 T 细胞,后者激活 B 细胞。反复激活天然免疫系统可直接发生炎症,并可能使抗原呈递在滑膜中进行。在疾病的后续阶段,多种细胞通过核因子 κβ 受体激活蛋白/核因子 κβ 受体激活蛋白配体(RANK/RANKL)系统激活了破骨细胞(OC)。

(二)环境因素

流行病学研究显示,病毒、反转录病毒以及支原体通过其直接感染、天然免疫反应机制或通过分子模拟机制诱导全身适应性免疫反应启动了 RA 的发生。

(三)遗传易感性

同卵双生子的共患病率为 $12\% \sim 15\%$,远高于一般人群中 1% 的患病率。RA 患者的异卵双生同胞患病的危险性增加($2\% \sim 5\%$),但并不比 RA 患者一级亲属的患病率高。

二、病理

RA 其主要病理表现为滑膜细胞增生、血管翳形成,侵蚀关节软骨,损害骨质。其中滑膜组织中单核细胞,尤其是 T 细胞和巨噬细胞的浸润,以及滑膜衬里层细胞的增生是该病的特征表现。在 RA 中,T 细胞能够促进滑膜中 VEGF、TNF-α 和趋化因子的产生。活化的 T 细胞能够促进血管新生。活化的巨噬细胞能够产生 IL-1、IL-6、TNF-α、TGF-β 和 MMPs 等多种分子。IL-17 可诱导滑膜成纤维细胞产生其他促炎因子和趋化因子,包括 IL-6、CXCL8/IL-8、CCL2/MIP-3a、GM-CSF 等,还能够活化巨噬细胞促使其表达 IL-1、TNF-α、环氧化酶-2,前列腺素 E_2(PGE_2)和基质金属蛋白酶-9(MMP-9)。有数据表明,IL-17 可通过促进 VEGF、bFGF 和肝细胞生长因子有丝分裂活性介导人微血管内皮细胞生长。

第三节 临床表现及体征

RA可发生于任何年龄,但发病以中青年为主,女性多于男性,病变常与季节气候变化有明显的关联。患者早期可仅见关节受累,也可见全身不适。而后迅速累及其他关节,在病变早期多为关节受累的不对称表现,疾病后期多见关节的对称发展。

一、关节表现

(一)晨僵

RA特征性表现,一般持续1小时以上,表现为每天晨起的关节"胶着现象"。

(二)关节肿痛

早期最常见的受累关节为近端指间关节、掌指关节、腕关节;肘关节在疾病早期即可发生关节受累,随着病情进展,可出现严重畸形。膝关节常发生于小关节受累后,致残率较高。

(三)关节畸形

病变晚期手关节的常见改变:①腕关节桡侧偏斜手指尺侧偏斜,呈现特征性的"Z"字形畸形;②近端指间关节过伸,远端指间关节屈曲,呈天鹅颈畸形;③近端指间关节屈曲挛缩和远端指间关节伸展形成纽扣花样畸形。

(四)特殊关节

常可累及颞下颌关节,可见该关节的疼痛。颈椎的椎间关节常有骨、软骨的破坏,有明显的疼痛症状。肩部病变可累及肩关节滑膜,还可影响到局部关节肌肉,出现肩袖受累。

二、关节外表现

(一)皮肤黏膜

类风湿结节为特征性皮肤表现。常见于关节的伸侧面或受压部位的皮下,如鹰嘴窝及尺骨远端。RA可并发血管炎表现,可见指甲下及指端暗红,也可出现四肢网状青斑、暗红色紫癜的血管炎改变。

(二)眼

常伴发巩膜炎及巩膜外层炎,巩膜炎可出现严重的眼痛及深红色变色,无渗出;巩膜外层炎表现为眼睛发红,无渗出,但有砂石摩擦感导致的流泪。

(三)心脏

有证据表明 RA 冠状动脉粥样硬化的发生率高于同龄人。

(四)肺部

肺部受累常见,有时可为首发表现。疾病进展或在治疗过程中使用 MTX,都可发生肺间质病变;影像学见双肺网状改变,病理见单核细胞浸润中出现弥漫性纤维化。肺功能检查见气体弥散功能下降。

(五)消化系统

由于治疗过程中需服用非甾体抗炎药物,故而可见上腹痛、恶心、反酸、胃灼热、食欲低下的症状。

(六)血液系统

RA 可导致大部分患者出现正细胞正色素贫血,与病情活动相关。常可见血小板增多症,与关节外症状和疾病活动明显相关。

第四节 辅 助 检 查

一、一般项目

血常规可见轻、中度正色素正细胞或小细胞性贫血,常见血小板数增高;血沉、CRP 常升高,且与疾病活动呈正相关。

二、血清学检查项目

RF 可分为 IgA、IgG、IgM 型,临床主要检测 IgM 型 RF。其滴度一般与病变活动度与严重程度相关;5%正常人可出现低滴度 RF 阳性。

ANA 一般无异常;抗核周因子(APF)、抗角蛋白抗体(AKA)、抗环瓜氨酸肽(CCP)抗体特异性及敏感性较 RF 高。这些抗体常见于 RA 早期,尤其是血清 RF 阴性、临床症状不典型的患者。

三、影像学检查

(一)X 线

双手、腕关节以及其他受累关节的 X 线片对本病的诊断有重要意义。早期 X 线表现为关节周围软组织肿胀及关节附近骨质疏松;随病情进展可出现关节面破坏、关节间隙狭窄、关节融合或脱位。根据关节破坏程度可将 X 线改变分为 4 期(表 3-1)。

表 3-1　类风湿关节炎的 X 线分期

分期	X 线表现
Ⅰ期(早期)	X 线检查无骨质破坏性改变,可见骨质疏松
Ⅱ期(中期)	X 线显示骨质疏松,可有轻度的软骨破坏,伴或不伴有轻度的软骨下骨质破坏;可有关节活动受限,但无关节畸形;关节邻近肌肉萎缩;有关节外软组织病变,如结节或腱鞘炎
Ⅲ期(严重期)	X 线显示有骨质疏松伴软骨或骨质破坏;关节畸形,如半脱位,尺侧偏斜或过伸,无纤维性或骨性强直;广泛的肌萎缩;有关节外软组织病变,如结节或腱鞘炎
Ⅳ期(终末期)	纤维性或骨性强直;Ⅲ期标准内各条

(二)CT

CT 可较早的发现 X 线未显示的骨破坏。

(三)MRI

MRI 在显示关节病变方面优于 X 线,可显示关节炎性反应初期出现的滑膜增厚、骨髓水肿和轻度关节面侵蚀,有益于 RA 的早期诊断。

(四)超声

关节超声分级标准见表 3-2。

表 3-2　滑膜炎彩色多普勒分级标准(2001 年 Stone 及 Sukudlarek 标准)

分级	Stone 标准	Sukudlarek 标准
0	正常	正常
1	<1/3	单一血管信号
2	1/3~2/3	融合的血管信号<1/2 区域
3	>2/3	融合的血管信号>1/2 区域

第五节 诊断与鉴别诊断

一、诊断

RA临床上常用诊断标准有1984年美国风湿病学会(表3-3)和2009年美国风湿病学会(ACR)的分类标准。

RA的诊断主要依靠临床表现、实验室检查及影像学检查。典型病例按1987年ACR的分类标准诊断并不困难,但对于不典型及早期RA易出现误诊或漏诊。对这些患者,除RF和抗CCP抗体等检查外,还可考虑MRI及超声检查,以利于早期诊断。对可疑RA的患者要定期复查和随访。

表3-3 1987年美国风湿病学会(ACR)分类标准

分类	条件	定义
1	晨僵	关节及其周围僵硬感至少持续1小时
2	≥3个以上关节区的关节炎	医师观察到下列14个关节区(两侧的近端指间关节、掌指关节,腕、肘、膝、踝及跖趾关节)中至少3个有软组织肿胀或积液(不是单纯骨隆起)
3	手关节炎	腕、掌指或近端指间关节区中,至少有一个关节区肿胀
4	对称性关节炎	左右两侧关节同时受累(两侧近端指间关节、掌指关节及跖趾关节受累时,不一定绝对对称)
5	类风湿结节	医师观察到在骨突部位、伸肌表面或关节周围有皮下结节
6	类风湿因子阳性	任何检测方法证明血清中类风湿因子含量升高(该方法在健康人群中的阳性率<5%)
7	影像学改变	在手和腕的后前位相上有典型的RA影像学改变;必须包括骨质侵蚀或受累关节及其邻近部位有明确的骨质脱钙

注:以上7条满足4条或4条以上并排除其他关节炎可诊断RA,条件1~4必须持续至少6周。

2009年ACR和欧洲抗风湿病联盟(EULAR)提出了新的RA分类标准和评分系统(表3-4),即至少1个关节肿痛,并有滑膜炎的证据(临床或超声或MRI);同时排除了其他疾病引起的关节炎,并有典型的常规放射学RA骨破坏的改变,可诊断为RA。另外,该标准对关节受累情况、血清学指标、滑膜炎持续也可诊断为RA。

表 3-4　ACR/EULAR 2009 年类风湿关节炎分类标准和评分系统

受累关节情况	受累关节数	得分(0~5分)
中大关节	1	0
	2~10	1
小关节	1~3	2
	4~10	3
至少1个为小关节	>10	5
血清学		得分(0~3)
RF 或抗 CCP 抗体均阴性		0
RF 或抗 CCP 抗体至少 1 项低滴度阳性		2
RF 或抗 CCP 抗体至少 1 项高滴度(>正常上限 3 倍)阳性		3
滑膜炎持续时间		得分(0~1分)
<6 周		0
>6 周		1
急性时相反应物		得分(0~1分)
CRP 或 ESR 均正常		0
CRP 或 ESR 增高		1

二、特殊类型

(一)幼年型 RA

16 岁以前起病,持续 6 周或 6 周以上的单关节炎或多关节炎,并除外其他已知原因。该病更易累及大关节,如膝关节,小关节较少。目前病因不明,一般认为与遗传及环境因素有关。病变特征为滑膜炎症。

(二)RS3PE 综合征

RS3PE 综合征(缓慢进展的血清阴性滑膜炎伴可凹性水肿)主要累及老年人,平均发病年龄 70 岁左右,男多于女,常起病突然,对称分布,累及腕关节、屈肌腱鞘和手的小关节,伴随手背明显可凹性水肿。疾病在 3~6 个月内完全缓解。但受累腕、肘和手运动受限可持续存在。该病无骨侵蚀,持续 RF 阴性,通常有轻度贫血,血沉增快和血清蛋白降低。

(三)Felty 综合征

Felty 综合征为血清阳性 RA 的系统并发症之一。常以慢性关节炎、脾大及粒细胞减少的三联症为表现。其发病率大约为类风湿患者的 3%，且女性比例高于男性；常表现为严重的关节病变、脾大、粒细胞减少，且发病前可见难以解释的体重下降。血常规提示白细胞及粒细胞绝对值减少，多数患者可见轻、中度贫血。血清学检查提示 98% 患者可见高滴度类风湿因子阳性。

(四)回纹性风湿症

回纹性风湿症多发生于 30～60 岁，以关节红肿热痛间歇性发作为特征，起病急骤，疼痛持续几小时或几天，很少超过 3 天，疼痛程度不一，常伴有肿痛，但晨僵少见，受累关节皮温增高，颜色变红；膝关节最常受累，其次为腕关节，手背、掌指关节和近端指间关节、肩关节、肘关节。1/3 患者出现关节周围组织受累，有压痛，无可凹性水肿。每次只有一个或有限几个关节受累。实验室检查无异常。X 线检查发作期可见软组织肿胀。预后较好，约 1/3 发展为 RA。

三、鉴别诊断

(一)骨关节炎

该病多发于中老年人，主要累及膝、髋等负重大关节。活动时关节痛加重。部分患者的远端指间关节出现特征性 Heberden 结节，而在近端指关节可出现 Bouchard 结节。骨关节炎患者很少出现对称性近端指间关节、腕关节受累，无类风湿结节，晨僵时间短或无晨僵。此外，骨关节炎患者的 ESR 多为正常或轻度增快，而 RF 阴性。X 线显示关节边缘增生或骨赘形成，晚期可由于软骨破坏出现关节间隙狭窄。

(二)脊柱关节炎

该类关节病包含强直性脊柱炎、反应性关节炎、银屑病性关节炎、炎性肠病性关节炎。多见于青年发病，常有明显家族倾向性。HLA-B27 阳性率较高，但类风湿因子阴性。该类疾病可见到外周非对称少关节炎，大关节多于小关节，且常有附着点炎表现。典型表现为骶髂关节破坏性病变。

(三)痛风

以尿酸盐沉积导致的关节红肿热痛为典型表现，常见有前驱诱因，如进食高嘌呤饮食。夜间疼痛明显，主要表现在双足跖趾关节、双膝关节、双肘关节、耳轮红肿疼痛，病程日久可见痛风石形成。

第六节 治疗及调护

一、药物治疗

（一）非甾体抗炎药

该类药物主要通过抑制环氧化酶（COX）活性，减少前列腺素合成而起到抗炎、镇痛、退热及减轻关节肿胀的作用，是临床最常用的 RA 治疗药物。可较迅速缓解患者的关节肿痛。其主要不良反应包括胃肠道症状、肝肾功能损害以及可能增加的心血管不良事件。

（二）改善病情抗风湿药（DMARDs）

该类药物较 NSAIDs 起效慢，大约需 2 个月，故又称慢作用抗风湿药（SAARDs），这些药物不具备明显的镇痛和抗炎作用，但可延缓或控制病情的进展。

（三）糖皮质激素类药物（简称激素）

能迅速减轻和改善临床不适症状。在重症 RA 伴有心、肺或神经系统等受累的患者，可给予短效激素，其剂量依病情严重程度而定。

（四）生物制剂

生物制剂主要包括肿瘤坏死因子（TNF）-α 拮抗剂、白介素（IL）-1 和 IL-6 拮抗剂、抗 CD20 单抗以及 T 细胞共刺激信号抑制剂等。

（五）植物药制剂

传统中药材某一有效成分的提取物，已被证实对缓解关节肿痛有效。目前临床常用药物有雷公藤片（多苷片）、白芍总苷胶囊。

二、外科治疗

RA 患者经积极内科正规治疗，病情仍不能控制，为纠正畸形，改善生活质量可考虑手术治疗。但手术并不能根治 RA，故术后仍需药物治疗。常用的手术主要有滑膜切除术、人工关节置换术、关节融合术以及软组织修复术。

（一）滑膜切除术

对于经积极正规的内科治疗仍有明显关节肿胀及滑膜增厚，X 线显示关节间隙未消失或无明显狭窄者,为防止关节软骨进一步破坏可考虑滑膜切除术,但术后仍需正规的内科治疗。

(二)人工关节置换术

对于关节畸形明显影响功能,经内科治疗无效,X线显示关节间隙消失或明显狭窄者,可考虑人工关节置换术。该手术可改善患者的日常生活能力,但术前、术后均应有规范的药物治疗以避免复发。

(三)关节融合术

随着人工关节置换术的成功应用,近年来,关节融合术已很少使用,但对于晚期关节炎患者、关节破坏严重、关节不稳者可行关节融合术。此外,关节融合术还可作为关节置换术失败的挽救手术。

(四)软组织手术

RA患者除关节畸形外,关节囊和周围的肌肉、肌腱的萎缩也是造成关节畸形的原因。因此,可通过关节囊剥离术、关节囊切开术、肌腱松解或延长术等改善关节功能。

三、调护

中医认为寒冷、潮湿、疲劳、创伤及精神刺激、营养不良均可诱发本病,因此日常的保健、调护非常重要。医师需根据其具体情况,考虑各种相关的因素,制定一个综合的治疗方案,调动相关人员协助治疗,充分保证患者营养,适度活动,保证其关节及肌肉的功能。

(一)一般护理

1.晨僵

注意防寒保暖,必要时佩戴手套、护膝、袜套、护腕等;晨起用力握拳再松开,交替进行;床上行膝关节屈伸练习。

2.关节肿痛

局部保暖并在关节处加护套。疼痛剧烈者,以卧床休息为主,受损关节保持功能位。勿持重物,可使用辅助工具。

3.关节畸形

做好安全评估,如日常生活能力、跌倒/坠床等,防止跌倒或其他意外事件发生。

4.疲乏无力

急性期多卧床休息,恢复期适量活动,防止劳累,减少弯腰、爬高、下蹲等动作。

(二)特色护理

1.药物治疗

风寒湿痹者中药宜温服及温敷;热痹者中药宜偏凉服及凉敷。针对关节红肿热痛者,予冷光源治疗;关节肿胀冷痛者,予热光源治疗。

2.生活起居

努力做到生活起居要合理,作息时间要规律;避免小关节长时间负重,避免不良姿势,减少弯腰、爬高、蹲起等动作;卧床时保持关节功能位,行关节屈伸运动。

3.情志调理

(1)对疾病要有正确认识;多与患者沟通,了解其心理状态,及时给予心理疏导,提高患者依从性;鼓励患者,保持良好的心态。

(2)鼓励家属多陪伴患者,给予情感支持。

4.关节锻炼

保持关节的功能位,活动量应循序渐进增加,避免突然剧烈活动、疼痛加重期需限制受累关节活动,保持关节功能位,如膝下放一平枕,使膝关节保持放松,足下放置足板,避免垂足、病情稳定后,可借助各种简单工具与器械,进行关节功能锻炼,锻炼手指关节功能;锻炼膝关节;踝关节屈伸运动等。

(三)饮食调护

RA患者应选用高蛋白、高维生素及容易消化的食物,使患者饮食中的营养及能量能满足机体的需要。富含不饱和的长链脂肪酸的食物,如鱼油、夜樱草油等,及某些微量元素如硒,可使RA患者的症状缓解,减少疼痛和肿胀的关节数目,缩短晨僵时间,增强握力,延缓疲劳等。食物和刺激性强的食品,如辣椒等,尤其是RA急性期的患者及阴虚火旺型患者最好忌用。碳水化合物及脂肪也要少用。

建议在中医辨证论治的基础上选择饮食。①热证:应该多选用寒凉的饮食,如米仁粥、绿豆、生梨、菊花菜、芦根等,可以协助清除内热;而不应食用温热性的食物,如辣椒、芥末、姜、桂皮、酒等。②寒证:应选用一些温热性的食物,如姜、桂皮、木瓜等。③虚证:可以多食一些补益的食品,如甲鱼肉、鸡肉、胡桃、桂圆、芝麻等。

第四章

痛风

第一节 概 述

痛风是嘌呤代谢紊乱或尿酸排泄减少所引起的一组疾病,主要临床特点为高尿酸血症、反复发作的急性单关节炎。

一、痛风的发展简史

公元 13 世纪,Vielehardouin 首先提出"Gout"的名称;17 世纪 Thomas 首次对痛风症状和体征做了详细描述,把痛风作为独立的疾病划分出来。19 世纪,Garrod 证实痛风与人体血尿酸浓度增高有关,他认为沉淀的尿酸盐是引起痛风的原因。1950 年人们可用尿酸酶法精确测定血尿酸值,并使用偏振光显微镜观察到尿酸钠盐结晶。

二、痛风的流行病学

痛风在世界各地的发病呈现逐步增加的趋势,种族和地区不同而有差异。饮食与饮酒、肥胖、其他疾病、药物、家族和遗传等因素均影响其发病。主要见于中老年男性和绝经期妇女,男女患病率约为 20∶1。

第二节 发病机制与病理

一、痛风的病因与发病机制

人体内尿酸主要有两个来源,一是内源性,主要由体内氨基酸、磷酸核糖合成和核酸分解代谢而来,占体内尿酸总量的80%;二是外源性,从富含核苷酸的食物中分解而来,占体内尿酸总量的20%。正常情况下尿酸的产生和清除呈动态平衡,血清尿酸水平维持正常范围。任何原因导致尿酸生成增多或排泄减少,或两种机制同时存在,造成血清尿酸水平增高,成为引发痛风的主要环节。近年来利用分子生物学技术在嘌呤代谢酶缺陷方面的研究得到深入开展,发现痛风与相关基因突变或基因丢失有关。与痛风相关的遗传基因有*SLC2A9*、*ABCG2*、*ADRB3*等。

二、痛风的病理生理

痛风的发病过程中至关重要的环节是局部的尿酸盐结晶(MSU)沉积于关节及软组织,诱导白细胞趋化聚集,并作为一种内源性抗原信号被模式识别受体(如Toll样及NOD样受体)识别,激活下游的免疫炎症信号通路,最终导致痛风急性炎症发作。研究已证明,参与炎症反应的细胞主要有肥大细胞、中性粒细胞、单核-巨噬细胞等;细胞因子有IL-1、TNF-α、MCP-1、IL-1β、IL-8、IL-6等。

第三节 临床表现及体征

一、急性痛风性关节炎

典型发作于深夜,因关节痛而惊醒,疼痛进行性加剧,呈撕裂样、刀割样或咬噬样,难以忍受。受累关节及周围组织红、肿、热、痛和功能受限。数天或2周内自行缓解。首次发作多侵犯单关节,以第一跖趾关节最为常见。部分患者可有发热、寒战等全身症状。

二、间歇发作期

痛风发作缓解后一般无明显后遗症状,或遗留局部皮肤色素沉着、脱屑及刺痒等,以后进入无症状的间歇期。多数患者1年内复发,越发越频,受累关节越来越多,症状持续时间越来越长。症状趋于不典型。

三、慢性期

长期高尿酸血症导致尿酸钠盐晶体沉积于皮下、关节及周围软组织,形成痛风石。痛风石发生的典型部位是耳郭和反复发作的关节周围。外观为皮下隆起的大小不一的黄白色赘生物,呈圆形或椭圆形结节,质地较坚韧,皮肤表面菲薄,破溃后排出白色粉状或糊状物,经久不愈。关节内大量沉积的痛风石可造成关节破坏。

尿酸盐晶体沉积于肾间质,导致慢性肾小管-间质性肾炎,临床表现为夜尿增多、蛋白尿、白细胞尿、轻度血尿及管型尿等。晚期可致肾小球滤过功能下降,出现肾功能不全。尿中尿酸浓度增高在泌尿道中沉积形成结石,结石较小者可无症状,较大者可阻塞尿路,引起肾绞痛、血尿、排尿困难、泌尿系统感染、肾盂扩张和积水等。

第四节　辅助检查

一、实验室检查

(一)一般项目

1.血常规和血沉检查

急性发作期,外周血白细胞计数升高,通常为$(10\sim20)\times10^9$/L,中性粒白细胞相应升高。血沉增快。

2.尿常规检查

病程早期一般无改变,累及肾脏者,可有蛋白尿、血尿、脓尿,偶见管型尿;并发肾结石者,可见明显血尿,亦可见酸性尿石排出。

(二)血尿酸测定

急性发作期绝大多数患者血清尿酸含量升高。一般采用尿酸酶法测定,男性$>416\ \mu mol$/L,女性$>357\ \mu mol$/L,具有诊断价值。缓解期间可以正常。有$2\%\sim3\%$患者呈典型痛风发作而血清尿酸含量小于上述水平。

二、影像学检查

(一)X线检查

早期无明显的X线片改变。反复发作时可在软组织内出现不规则团块状致密影,称为痛风结节。在痛风结节内可有钙化影,称为痛风石。由于痛风石在软骨的沉积,可造成软骨和关节面破坏。病程较长的患者,在关节边缘可见偏心性半圆形骨质破坏,较小者似虫蚀状,随着病情进展逐渐向中心扩展,形成穿凿样缺损,这也是慢性痛风性关节炎较为特征性的改变之一。

(二)超声检查

超声可以发现沉积在关节软骨表面的尿酸盐结晶、痛风石及继发的滑膜炎和骨侵蚀。软骨表面沉积的尿酸盐结晶超声表现为一条高回声不规则的条带,与软骨下方的骨表面高回声相平行,两条高回声线之间为无回声透明软骨,形如两条平行的铁轨,故得名"双轨征",是痛风的特异性超声表现。

(三)双能量CT

双能量CT可以发现病灶关节出现绿色标记的尿酸盐结晶沉积,对发现尿酸盐结晶具有重要的价值。

(四)MRI

MRI可以评估尿酸盐结晶浸润引起的滑膜增生及炎性渗出,骨破坏以及骨髓水肿,观察肌腱、韧带、关节软骨及关节囊、滑囊等炎性病变。

三、关节腔穿刺检查

急性痛风性关节炎发作时,肿胀关节腔内可有积液,以注射针抽取滑液,应用偏振光显微镜检查,可见细针状或杆状的单钠尿酸盐结晶体,尿酸盐结晶方向与镜轴平行时呈黄色,垂直时呈蓝色。95%以上急性痛风性关节炎滑液中可发现尿酸盐结晶。

第五节 诊断与鉴别诊断

一、诊断标准

急性痛风性关节炎采用美国风湿病协会(ARA)1977年制定的分类标准。符合下列3条中的1条即可诊断。

(1)尿酸盐结晶滑囊液中查见特异性尿酸盐结晶。

(2)经化学方法或偏振光显微镜检查证实痛风石中含有尿酸钠结晶。

(3)具备以下12项中的6项:①1次以上的急性关节炎发作;②炎症表现在1天内达到高峰;③单关节炎发作;④患病关节皮肤呈暗红色;⑤第1跖趾关节

疼痛或肿胀;⑥单侧发作累及第 1 跖趾关节;⑦单侧发作累及跗骨关节;⑧有可疑的痛风石;⑨高尿酸血症;⑩X 线显示关节非对称性肿胀;⑪X 线摄片示骨皮质下囊肿不伴骨质侵蚀;⑫关节炎症发作期间关节液微生物培养阴性。

二、鉴别诊断

(一)化脓性关节炎

主要为金黄色葡萄球菌所致,鉴别要点为:①可发现原发感染灶或化脓病灶;②多发生于负重大关节如髋关节、膝关节,并伴有高热、寒战等症状;③关节腔穿刺液为脓性渗出液,涂片镜检可见革兰阳性葡萄球菌和培养出金黄色葡萄球菌;④滑液中无尿酸盐结晶;⑤抗痛风药物治疗无效。

(二)关节周围蜂窝织炎

关节周围软组织明显红肿,畏寒和发热等全身症状突出,但关节疼痛往往不如痛风显著,关节无肿胀和压痛。周围血白细胞计数明显增高,血尿酸正常,抗生素治疗有效。

(三)类风湿关节炎

本病约 10% 病例在关节附近有皮下结节,易与不典型痛风混淆。但类风湿表现为指/趾小关节呈对称性梭形肿胀,与单侧不对称的痛风关节炎截然不同;X 线摄片显示关节面粗糙、关节间隙变窄,有时部分关节面融合,骨质普遍疏松;类风湿因子阳性,关节液无尿酸盐结晶。

第六节 治疗及调护

一、治疗

(一)急性期的治疗

关节炎的急性发作期应尽早使用抗炎镇痛药,禁用降尿酸药物及影响尿酸排泄的药物,注意休息,多饮水,维持饮食治疗。

1.秋水仙碱

秋水仙碱是痛风急性发作的特效药,适于痛风急性发作 36 小时以内。其作用机制可能为:①抑制多核白细胞的趋化、增殖和吞噬尿酸盐晶体;②抑制溶酶体和乳酸的释放;③提高关节腔内 pH,减少尿酸盐结晶析出。但它不能降低血尿酸,亦不增加尿酸排泄。秋水仙碱可以引起腹泻、呕吐等胃肠道反应,其他不良反应还有白细胞计数减少、肝肾功能损害。

2.非甾体抗炎药

非甾体抗炎药是痛风急性发作期的首选用药,而且在降尿酸过程中小剂量维持用药可以预防痛风性关节炎反复发作。其作用机制主要是通过抑制环氧化酶(COX)的活性而发挥抗炎镇痛作用。在痛风性关节炎发作初始,即要迅速选用一种抗炎镇痛药给予治疗,通常 1~2 天收效,症状消失停用,多数患者的疗程不超过 2 周。

3.糖皮质激素

当痛风关节炎反复发作,症状较重,或对上述药物无效或产生不良反应时可考虑使用糖皮质激素,如口服泼尼松 0.5 mg/(kg·d)5~10 天,症状改善后及时减量或停用。一般认为短期应用糖皮质激素是安全的。还可肌内注射复方倍他米松。

(二)降尿酸治疗

降尿酸治疗目的是长期有效控制血尿酸水平,防止痛风发作或溶解痛风石。对于痛风患者经非药物治疗血尿酸>416 μmol/L,应给予降尿酸治疗。无症状高尿酸血症患者,经生活方式干预后尿酸水平>536 μmol/L 或合并高血压、尿路结石、肾脏疾病且尿酸水平>476 μmol/L,应给予降尿酸治疗。降尿酸治疗目标是使血尿酸≤357 μmol/L,若痛风关节炎症状不缓解或有痛风石,血尿酸应<298 μmol/L。

降尿酸治疗在急性炎症控制 2 周后即可开始。目前临床应用的降尿酸药主要有抑制尿酸生成药和促进尿酸排泄药。应从小剂量开始,逐渐加量,根据降尿酸的目标水平在数月内调整至最小有效剂量并长期维持。单一药物疗效不好时可合用两类药物。在开始使用降尿酸药物同时,服用低剂量秋水仙碱或非甾体抗炎药至少 1 个月,以预防急性关节炎复发。

1.抑制尿酸生成药

抑制尿酸生成药为黄嘌呤氧化酶抑制剂。广泛用于原发性及继发性高尿酸血症,尤其是尿酸产生过多型或不宜使用促尿酸排泄药者。主要有别嘌醇和非布索坦。

2.促进尿酸排泄药

促进尿酸排泄药主要通过抑制肾小管对尿酸的重吸收,降低血尿酸。主要用于肾功能正常,尿酸排泄减少型。对于 24 小时尿尿酸排泄＞3.57 mmol 或已有尿酸性结石者、慢性尿酸盐肾病的患者、急性尿酸性肾病患者,不宜使用。在用药期间,特别是开始用药数周内应碱化尿液并保持尿量。

3.碱性药物

尿酸在碱性环境中可转化为溶解度更高的尿酸盐,痛风患者的尿 pH 往往低于健康人,故在降尿酸治疗的同时应碱化尿液,利于肾脏排泄,减少尿酸沉积造成的肾脏损害。定期监测尿 pH,使之保持在 6.5 左右。同时保持尿量,是预防和治疗痛风相关肾脏病变的必要措施。

二、调护

(一)一般护理

急性发作期注意卧床休息,抬高患肢,避免受累关节负重。可以在受累关节给予冰敷或 25％硫酸镁湿敷,消除关节的肿胀和疼痛。及时清洗衣物、床单等,定期更换,保持患部清洁,避免感染发生。病情稳定后,应开展健康教育,给患者和家属讲解疾病的有关知识。嘱其注意劳逸结合、充足睡眠、合理饮食。避免剧烈运动、过度疲劳、受潮、受冷等关节损伤因素,诱使痛风复发。选择大小合适感觉舒适的鞋。积极治疗与痛风相关疾病如高血脂、高血压、冠心病及糖尿病等。适当运动,控制体重。

(二)心理护理

由于关节疼痛剧烈,患者易出现情绪烦躁、焦虑不安,或由于关节炎反复发作甚至畸形,患者紧张焦虑沮丧。应该针对患者的心理状况,给予科学的心理疏导,适时进行健康宣传教育,使患者掌握痛风的防治方法,避免诱发因素,树立信心,积极配合治疗。

(三)饮食调护

痛风是一种与饮食结构有密切关系的疾病,合理的饮食有利于患者症状的改善,促进早日康复,并减少复发。

(1)痛风患者饮食宜清淡,以低嘌呤饮食为主,食用嘌呤含量低的食物。常见食物含嘌呤情况如下。①含极大量嘌呤的食物:羊心、胰、浓缩肉汁、肉脯、鲱鱼、沙丁鱼和酵母等。②含大量嘌呤的食物:鹅肉、牛肉、肝、肾、扇贝肉、鸽肉、野鸡、大马哈鱼、凤尾鱼、鲑鱼和鲭鱼等。③含中等量嘌呤的食物：鸡肉、鸭肉、猪肉、火腿、牛排、兔肉、脑、内脏(胃和肠)、牡蛎肉、虾和大比目鱼，及酸苹果、菜豆(肾形豆)、小扁豆、蘑菇或菌类食品、豆制品、青豆、豌豆、菠菜和花生等。④低嘌呤食物：茶、咖啡、果汁、汽水等饮料，玉米粥、面条、空心面、面包等谷类，除以上提到的含中等量嘌呤蔬菜以外的各种蔬菜水果及坚果，蛋类、乳制品、奶油制品、黄油、巧克力等。

(2)多食新鲜水果蔬菜等富含 B 族维生素的碱性食物，如油菜、白菜、胡萝卜与瓜类等，此类黄绿色蔬菜呈碱性，可使尿 pH 升高，促进尿液中尿酸溶解，增加尿酸排出量，防止形成尿酸性结石。多饮水，每天饮水量以尿量为指导，每天尿量保持在 2 000 mL 左右，以促进尿酸的排泄。

(3)需戒酒戒烟，酒中的乙醇能增加血液中乳酸的浓度，从而减少尿酸的排泄。尤其是啤酒在发酵的过程中产生大量的嘌呤，更易诱发痛风的发病。忌辣椒、姜、芥末等刺激性食物。

第五章

干燥综合征

第一节 概　　述

干燥综合征(Sjögren's syndrome,SS)是一种慢性炎症性自身免疫性疫病，发病率较高，其主要累及人体外分泌腺，临床除有因唾液腺和泪腺受损功能下降而出现口干、眼干等症状体征外，尚有呼吸系统、泌尿系统、神经系统、血液系统、内分泌系统、消化系统等多系统损害表现，是一种存在多系统损害的自身免疫性疫病。

一、干燥综合征的历史演变

1882 年 Leber 报道过丝状角膜炎的病例，1888 年 Mikulicz 对一名双侧泪腺和腮腺肿大的患者进行活检，发现其肿大的腺体内存在大量的圆形细胞，推测可能为一尚未发现的疾病，故初步命名为 Mikulicz 综合征。1993 年 Henrik Sjögren 首先报道了丝状角膜炎与关节炎之间的关联，并将其命名为 Sjögren's syndrome，但未受到重视。1953 年 Morgan 和 Castleman 注意到腮腺肿大和角膜炎之间存在一定的共性，且与 Sjögren's syndrome 的组织病理学改变是一致的。此后 Sjögren's syndrome 这一病名才逐渐被广泛采用。

二、干燥综合征在全球和全国的总体流行及分布情况

SS 患病率不同地区的报道各不相同，在不同的研究中估计其患病率为 $0.5\% \sim 5.5\%$。

美国明尼苏达州的 Olmstead 地区 SS 患病率约为 3.9%。国内张乃峥教授1993 年曾对北京郊区 2 060 人的调查发现本病患病率为 0.77%(参照哥本哈根标准)或 0.33%(参照 FOX 标准)。除此之外，SS 患病率还与性别、年龄等因素

有关。本病好发于中年女性,尤其是绝经后女性,国外有研究表明本病患者男女比例约为 1 : 9,但也有学者认为这一比例可达到 1 : 11.2。关于本病的好发年龄,除大多学者认为多发于女性绝经后,还有的学者认为本病亦好发于女性月经初潮期。一般来说发病年龄多在 40~50 岁,但也可见于老人和儿童。

第二节 发病机制与病理

一、病因与发病机制

虽然世界各国学者对 SS 的病因及发病机制均提出了不少学说,但其本质仍未完全阐明,目前认为遗传、基因多态性、易感性与 SS 发病有关,即具有基因易感性个体体内的免疫系统在病毒感染或其他致病因素诱导下,引发自身免疫反应,导致外分泌腺体上皮细胞发生免疫活化或凋亡,使自身抗原暴露于外,导致细胞免疫被激活。

(一)遗传因素

家族聚集倾向是 SS 发病的一大特征。研究发现 SS 患者其家族成员罹患 SS 的比例要远远高于正常对照组。已有研究证明 *HLA-DR* 基因位点与人类的免疫反应有关。不同种族、不同地区人群中与 SS 发病相关的 *HLA-DR* 位点也不尽相同。

(二)感染因素

目前已有越来越多的证据证明病毒感染与自身免疫性疫病的发病有关,Epstein-Barr 病毒(EB 病毒)、人类免疫缺陷病毒(human immunodeficiency virus, HIV)、巨细胞病毒、反转录病毒等与 SS 的发病有关已被证实。

(三)细胞因子

SS 的发病与 Th1 和 Th2 均相关,即通过 $CD4^+$ T 细胞、B 细胞及树突细胞的上皮细胞增殖与凋亡,引起免疫介导的外分泌腺组织损伤。越来越多的研究表明细胞因子是调节 SS 患者外分泌腺慢性自身免疫性炎症的关键分子。目前研究发现多种细胞因子均可参与 SS 发病,如 IFN-γ、TNF-α、IL-12、IL-18、IL-4、IL-6、IL-13、IL-1、IL-14、淋巴毒素、B 细胞激活因子(BAFF)等。

(四)水通道蛋白 5(AQP-5)

AQP-5 属于细胞跨膜转运蛋白,具有高通透性的特点,人体内水分子可以通过其由质膜向高渗方向移动。目前研究证实 AQP5 与 SS 患者唾液分泌有关。有学者通过动物实验已经证实了 AQP5 在唾液分泌中起着重要的作用。

(五)毒蕈碱型乙酰胆碱受体亚型 3(CHRM3)

CHRM3 为 M 型受体多种亚型之一,主要分布在外分泌腺上,具有促进唾液腺、泪腺以及消化道、气管和支气管腺体分泌的作用。已有国外学者等通过实验研究发现 CHRM3 数目在 SS 患者唇腺组织石蜡切片标本中显著增加,从而推测这种抑制作用可能与 SS 患者血清中存在的特殊抗体对 CHRM3 的拮抗有关。

(六)性激素

近年来性激素在 SS 发病中的作用越来越受到各国学者们的重视,鉴于 SS 患者中女性占据绝大多数,尤其是绝经后女性多发,有学者提出雌激素不足可能是促使 SS 发病的高危因素。有国外学者发现切除小鼠卵巢后淋巴细胞浸润泪腺先于泪腺细胞的正常凋亡。

二、病理

淋巴细胞和浆细胞浸润是 SS 所导致的系统性损伤的共同病理变化,以唾液腺和泪腺病变为代表,常见的病理改变为大量淋巴细胞、浆细胞以及单核细胞浸润在外分泌腺柱状上皮细胞之间,随着浸润程度的逐渐加重,可进一步形成淋巴滤泡样结构,同时浸润的范围也可扩展至腺体小叶,导致腺体增生,最终形成外肌上皮岛。

此外,中小血管受损也是 SS 的一个基本病变,主要表现为血管炎。血管病变的病理主要表现为小血管壁或血管周炎症细胞浸润,可导致急性坏死性血管炎、闭塞性血管炎等。而微循环障碍也可在 SS 患者中表现出来,主要与 SS 患者血清内存在多种且大量的自身抗体、高丙种球蛋白等其他大分子物质有关。

第三节 临床表现及体征

一、外分泌腺表现

(一)口腔表现

口干常常是本病的首发症状,本病患者几乎均有不同程度的口干表现。患者常因唾液减少而诉口干,虽频繁饮水,但不解渴。口干严重时影响咀嚼,进干食时需用水送下。由于唾液分泌量减少,唾液抗菌的特性减弱,因此约一半的患者牙齿易损坏,表现为牙齿逐渐变黑,继而出现粉末状及小片状脱落,最终只留残根,被称为"猖獗龋",此为本病的特征性表现之一。

(二)眼部表现

眼干也是本病的突出表现之一,多由于泪腺病变和泪液分泌过少所产生的干燥性角膜炎所致。患者常诉眼部有摩擦、砂粒等异物感,同时可伴有畏光、眼痛、视疲劳或视力下降、泪少等,严重者甚至在伤心时或眼部受到刺激时流不出眼泪。

二、腺体外病变表现

(一)关节肌肉病变

SS患者的关节病变主要表现为单侧非对称性关节疼痛和一过性滑膜炎,肌肉疼痛、无力、僵硬等症状在SS患者中较为常见,但极少见到肌酶持续或显著升高。

(二)皮肤病变

SS的皮肤病变表现主要为血管炎,其中紫癜样皮疹好发于下肢皮肤,多为米粒样大小,周边界限较清楚,可散在,或为瘀斑,亦可见片状,可自行消退而遗留有褐色色素沉着。

(三)呼吸系统病变

鼻黏膜及咽部腺体受损可见鼻腔干燥、鼻痂、嗅觉异常、声音嘶哑等表现。另外还可并发气管炎、纤维性肺泡炎、间质性肺炎、胸膜炎和胸腔积液等。原发性SS患者的肺部改变以间质性病变为主,为SS患者死亡的主要原因之一。

(四)消化系统病变

本病患者消化系统病变以慢性萎缩性胃炎为常见,约占 SS 消化系统病变的 77.8%,其次为慢性浅表性胃炎。SS 肝损害多表现为肝大、原发性胆汁性肝硬化。此外 SS 消化系统病变还可表现为慢性腹泻、假性肠麻痹等。

(五)肾脏病变

原发性 SS 肾损害可引起 Ⅰ 型肾小管酸中毒,表现为周期性低钾麻痹、肾性软骨病、肾结石、肾性尿崩症等。

(六)神经系统病变

SS 神经系统病变多起病隐匿,少数患者呈急性或亚急性起病,部分患者为首发表现。本病 10% 患者可因不同部位的血管炎可致中枢神经系统和周围神经系统的病变,其中周围神经损害多见,中枢神经则较少受累。

(七)血液系统病变

SS 血液系统变化多影响血细胞 3 系中的 1 系,很少有 2 系或 3 系统均受侵犯。其中贫血最常见,多为正细胞、正色素性贫血,少数为缺铁性贫血,还可有白细胞减少,血小板减少,或贫血合并白细胞减少,血小板减少及全血细胞减少。

(八)淋巴瘤

SS 可表现为 T 淋巴细胞和 B 淋巴细胞在多种组织中的浸润。这些浸润在组织中的淋巴细胞可伴有持续性的增殖失调,部分患者可从这种持续性的增殖失调状态发展为淋巴瘤。其中已有证据证明与 SS 相关的恶性肿瘤为非霍奇金淋巴瘤。而与健康成人相比,SS 患者患有非霍奇金淋巴瘤的风险高出 44 倍,非霍奇金淋巴瘤也是导致 SS 患者死亡的原因之一。

第四节 辅 助 检 查

一、一般检查

(一)血常规及血沉

可有红细胞、白细胞或血小板计数减少,90% 患者的 ESR 增快。

(二)血清生化检查

血清电泳主要以 γ-球蛋白增高为主,亦可有 α_2 和 β-球蛋白增高;伴胆汁性肝硬化者可出现血清胆红素、转氨酶、碱性磷酸酶及谷氨酰转肽酶增高;当存在远端肾小管酸中毒时可出现低钾血症。

二、血流动力学检查

SS 患者由于高球蛋白血症、血清免疫球蛋白升高及血液中抗原抗体复合物等大分子物质覆盖红细胞表面的原因,可出现红细胞聚集增加、血黏度升高、黏滞性增强等表现,而血细胞比容变化不明显。

三、免疫检查

(一)免疫球蛋白

高球蛋白血症是本病的特点之一。3 种主要免疫球蛋白皆可增高,以 IgG 最明显,亦可有 IgA 和 IgM 增高,但较少见,程度也较轻。

(二)抗核抗体

本病患者可出现抗核抗体,以抗干燥综合征[SSA(Ro)]抗体和抗干燥综合征[SSB(La)]抗体的阳性率最高,分别为 57% 和 38%,其中抗干燥综合征 SSB(La)抗体的特异性最高,仅出现于 SS 和 SLE 患者中。

(三)类风湿因子

0~90% 类风湿因子阳性,阳性率仅次于类风湿关节炎。

四、泪腺检查

(一)泪液分泌试验(Schirmer 试验)

Schirmer 试验以 5 分钟内泪液流量来评价泪液分泌情况,若试验结果显示 <5 mm/5 min,则提示泪液分泌不足。

(二)角膜染色试验

角膜染色试验主要用于检查是否存在角膜上皮损害,有助于评价眼表面的暴露范围和种类。

(三)泪膜破碎时间测定(BUT 试验)

采用荧光素钠试纸条为检测工具,以结膜囊为检测部位,通过裂隙灯记录末次瞬目后至第 1 个黑斑出现在角膜上的时间间隔,一般 <10 秒为异常。

(四)虎红染色

将虎红试纸条轻放入下眼睑结膜囊,在裂隙灯下观察,是评估泪膜中黏蛋白较敏感的指标。

五、唾液腺检查

(一)唾液流量测定

受检者晨起后空腹,固定时间平静状态下给予清水漱口,吐净后使唾液在口底聚集,每隔1分钟受试者将唾液吐入试管内,持续15分钟,记录唾液总量。静态唾液流量≤1.5 mL/15 min 为唾液分泌不足。

(二)腮腺造影

表现可分为点状像、空洞像、破坏像及球状像四型表现。

(三)唇腺活检

下唇活检的组织中有≥1个灶性淋巴细胞浸润为异常(≥50 个淋巴细胞/4 mm² 聚集为一灶)。

(四)超声检查

SS 的腮腺病变超声检查可表现为轻度不均匀、多发结节和纤维化萎缩三类,其中多发结节和纤维化萎缩多提示 SS 的诊断。

(五)腮腺放射性核素检查

常用⁹⁹锝作为放射性核素,通过其在腺体的显影程度,观察腺体的排泌或浓集功能。

(六)MRI 检查

目前认为 MRI 在 SS 方面是一种有价值的、无创、无辐射的检查方法。通过 MRI 检查 SS 患者的腮腺病变可表现为显像信号不均匀,可点状、结节状,其中部分 SS 患者腮腺呈现除明显脂肪化病变。

第五节 诊断与鉴别诊断

一、诊断标准

如何诊断 SS,世界各国先后制定了多个标准用于临床诊断,其中较为重要的有哥本哈根标准、圣地亚哥标准、Fox 标准以及欧洲标准等。欧洲标准因其敏感性较好而被广泛地引用,但由于特异性低于美国的 Fox 标准,故 2002 年欧美风湿学者协助组总结原有标准中口眼干的定义不明确且缺乏无量化的不足,对原有诊断标准进行了修订,以较高的敏感度和特异度在世界范围内得到广泛的认可。

(一)诊断标准

2002 年 5 月第八届 SS 国际专题会议推荐的 SS 诊断标准如下。

1.口腔症状

3 项中有 1 项或 1 项以上:①每天感到口干持续 3 个月以上;②成人腮腺反复或持续肿大;③吞咽干性食物时需用水帮助。

2.眼部症状

3 项中有 1 项或 1 项以上:①每天感到不能忍受的眼干持续 3 个月以上;②感到反复的沙子进眼或砂磨感;③每天需用人工泪液 3 次或 3 次以上。

3.眼部体征

下述检查任何 1 项或 1 项以上阳性:①Schirmer I 试验(+)(≤5 mm/5 min);②角膜染色(+)(≥4 van Bijsterveld 计分法)。

4.组织学检查

小唇腺淋巴细胞灶≥1。

5.唾液腺受损

下述检查任何 1 项或 1 项以上阳性:①唾液流率(+)(≤1.5 mL/15 min);②腮腺造影(+);③唾液腺核素检查(+)。

6.自身抗体

抗 SSA(Ro)抗体或抗 SSB(La)抗体(+)(双扩散法)。

(二)诊断具体条例

(1)原发性 SS:无任何潜在疾病情况下,按下述 2 条诊断:①符合上述标准中 4 条或 4 条以上,但条目 5(组织学检查)和条目 6(自身抗体)至少有 1 条阳性;②标准中 3、4、5、6 四条中任何 3 条阳性。

(2)继发性 SS:患者有潜在的疾病(如任何一种结缔组织病),符合条目中任何 1 条,同时符合条目 3、4、5 中任何 2 条。

(3)诊断 1 或 2 者必须除外颈头面部放疗史、丙型肝炎病毒感染、艾滋病、淋巴瘤、结节病、移植物抗宿主病、抗乙酰胆碱药的应用(如阿托品、莨菪碱、溴丙胺太林、颠茄等)。

二、鉴别诊断

SS 的主要临床表现为口眼干燥,因此 SS 主要与能导致口干、眼干的疾病进行鉴别。临床上表现为口干眼干的疾病较多,如糖尿病、干眼症、淋巴瘤、HIV 及 HCV 感染、头面部肿瘤放疗后口干等,此外还需与老年人口生理性腺体功能减退进行鉴别。其中鉴别要点为 SS 所表现出的口干眼干持续时间长,一般进展缓慢,且逐渐加重,同时还可伴有其他多系统损害表现,血清中除可见特异性抗体外,还可表现为高免疫球蛋白血症。而其余导致口干、眼干的疾病多有明确的原发性疾病,一般血清无特异性抗体。

第六节　治疗及调护

一、治疗

(一)眼部症状的治疗

目前人工泪液点眼仍为缓解 SS 眼干的主要治疗方法,但由于这些药物添加有防腐剂,对眼睛刺激作用较大,且长期治疗效果不确定,因而在一定程度上限制了药物在临床上的应用。

(二)口部症状的治疗

目前已经研究出了较长期缓解和增加口腔表面湿润和润滑的唾液替代品,特别是以羧乙基纤维素或黏液素在世界上已被广泛应用。鉴于胆碱能受体的激活作用可刺激腺体分泌,目前国外有选用胆碱受体激动剂,如毛果芸香碱、西维美林等。

（三）关节肌肉病变的治疗

多采用非甾体抗炎药缓解疼痛，一般不使用改善病情抗风湿药。糖皮质激素用在出现重度关节及肌肉疼痛时，但多为小剂量短时间使用。

（四）皮肤干燥的治疗

针对 SS 导致的皮肤干燥症尚无特效治疗药物，多建议患者平素生活注意保持一定的皮肤湿度。

（五）呼吸系统病变的治疗

SS 肺部病变主要表现为间质性肺病，糖皮质激素（简称激素）和免疫抑制剂在 pSS 合并间质性肺病的治疗中起到很重要的作用。早期肺纤维化对激素和（或）免疫抑制剂治疗反应较好，能促使炎症吸收，延缓病情进展。

（六）消化系统病变的治疗

目前激素对 SS 并发的肝脏损伤治疗效果确切，对顽固性肝功能异常，加用免疫抑制剂有一定的治疗意义。

（七）泌尿系统病变的治疗

SS 合并肾小管酸中毒及骨骼损害时，除应用激素和免疫抑制剂治疗 SS 外，同时还需积极纠正由于酸中毒所带来的生化异常，减少肾脏的损害。

（八）神经系统并发症的治疗

对于 SS 神经系统并发症的治疗很大程度上还是经验性的，虽有一些研究结果表明，在应用激素的基础上加用免疫抑制剂，大部分患者病情可以得到稳定和缓解，但仍缺乏大规模的临床试验加以证实。国外学者建议针对不同的临床特征使用不同的治疗方案。当病情活动和进展时，可以予激素治疗，对于激素不敏感者，可加用免疫抑制剂。

（九）血液系统并发症的治疗

目前对 SS 合并血液学异常的临床治疗，主要采用激素治疗。对其中严重病例可采用血浆置换的治疗方法。

（十）生物制剂疗法

目前已用于治疗自身免疫性疾病的生物制剂主要包括针对促炎细胞因子生物制剂，如 TNF-α 抑制剂、IL-1 受体拮抗剂；针对抗 B 细胞的特异性抑制剂，如利妥昔单抗、抗 CD40 配体的单克隆抗体等。其中用于 SS 临床研究的生物制剂主要有 TNF-α 抑制剂、抗 CD20 和抗 CD22 抗体等。目前获得美国食品药品监督管理局(FDA)批准的 TNF 拮抗剂有 3 种:英利昔单抗、依那西普和阿达木单抗。它们特异地针对 TNF,降低 TNF 的水平和(或)抑制 TNF 与滑膜内的靶细胞结合。

(十一)性激素疗法

目前雌激素和 SS 发病关联尚不清楚,但有研究表明雌激素对 SS 具有促进其发病和抑制其发病两种不同作用,考虑可能和雌激素促进 B 细胞高反应性、影响细胞凋亡、影响自身抗原的形成等因素有关。但雌激素对 SS 发病的双重作用受何因素的影响,仍有待进一步研究。

二、调护

中医认为季节温度变化、生活起居、饮食习惯等原因均可诱发或加重本病,因此良好的生活习惯、规律的日常作息及健康规律的饮食对本病的防治非常重要。

(一)一般护理

1.心理调护

注意患者的思想动态,尽可能充分关心患者,给予患者心理安慰及生活照顾,帮助患者树立战胜疾病的信心。嘱患者一定保持良好的心理状态,保持精神愉快也是预防疾病复发的重要因素。

2.生活调护

给予患者健康的生活方式,生活作息规律,戒烟戒酒,饮食以清淡为主,多使用蔬菜、水果等,减少肉类、海鲜类以及辛辣刺激性食物的摄入,同时嘱患者坚持功能锻炼,增强抵抗力。

(二)特色护理

1.眼干护理

避免长时间看书、看报、看电视等,每看 1 小时即休息 15 分钟,或眺望远方,或闭目休养。注意眼部卫生,避免用手等部位按揉眼睛,防治感染。可自行按摩眼周穴位,或进行热敷。

2.口干护理

避免进食干性食物,多饮水,不吃辛辣刺激性食物,多吃新鲜蔬菜、水果,戒烟酒。

(三)饮食调护

饮食要清淡,平时多喝水,多吃水果,多吃蔬菜,保证大便通畅。吃补药时不宜吃鹿茸、肉桂等燥性食物,多吃滋阴清热生津的食物,如豆豉、丝瓜、芹菜、枸杞子等。水果如西瓜、甜橙、鲜梨等也可甘寒生津。口舌干燥者可以常口含话梅、藏青果等,或常饮酸梅汁、柠檬汁等生津解渴饮料。应避免进食辛辣、香燥、温热之品,如酒、茶、咖啡、各类油炸食物、羊肉、狗肉、鹿肉,以及姜、葱、蒜、辣椒、胡椒、花椒、茴香等,并严禁吸烟。

第六章

系统性红斑狼疮

第一节 概　述

系统性红斑狼疮(systemic lupus erythematosus,SLE)是常见的、复杂的自身免疫性疾病,是一种自身免疫介导的,以血清中出现多种自身抗体和多器官、多系统受累为主要临床特征的弥漫性结缔组织病。

一、SLE 的发展简史

人类认识 SLE 的历史溯源久远。910 年霍本内斯首次使用"狼疮"(lupus)一词,在拉丁语中意为"狼咬",描述了皮肤溃疡仿佛"被狼咬伤"。19 世纪中叶(1851 年)首次出现了"红斑狼疮"这一医学术语。1942 年,莱姆普尔把具此病理变化的疾病(包括 SLE、系统性硬化症、类风湿关节炎、风湿热、皮肌炎等)统称为"弥漫性胶原病"。近年来,医学免疫学迅猛发展,提出了自身免疫性疾病的概念,医学界认为红斑狼疮是自身免疫性疾病。风湿病包括了多种侵犯肌肉关节、韧带、滑膜、内脏及其他结缔组织的疾病,因此红斑狼疮应归属于风湿病学科的范畴。

二、SLE 的流行病学调查

SLE 是一种很严重的自身免疫性疾病,容易并发多器官损害,被誉为"沉默的杀手"。SLE 好发于育龄期女性,多见于 15~45 岁年龄段,女:男为(7~9):1。种族差异为非洲裔 197/10 万人(500 人中 1 人),亚裔 97/10 万人(1 000 人中 1 人),白种人 36/10 万人(2 500 人中 1 人)。女性发病率为 6.8/10 万人,男性 0.5/10 万人。我国的大样本调查(>3 万人)显示 SLE 的患病率为 70/10 万人。本病的临床表现和病程在不同种族的患者也有所不同。非洲裔美洲人和东方人的 SLE 患者病情较白人重。

第二节　发病机制与病理

一、发病机制

(一)性别和性激素对 SLE 的影响

女性比男性患自身免疫性疫病的易感性高。除了在性染色体上的基因不同外,性激素的影响起着重要作用。SLE 的发病均以月经初期至绝经女性绝对居多。性激素如雌激素、黄体酮、雄激素和催乳素等均对免疫系统中多种细胞的功能产生影响。

(二)凋亡缺陷与 SLE

凋亡即程序性细胞死亡,SLE 发病之初存在凋亡异常。除细胞凋亡增加外,在 SLE 患者还发现巨噬细胞对凋亡小体清除的障碍。

(三)SLE 中细胞因子的异常

细胞因子是由多种细胞产生的低分子量蛋白质,SLE 患者的 PBMC 在不同抗原和有丝分裂原刺激下的增殖较正常弱。SLE 患者 T 细胞对 IL-2 刺激的增殖反应低于正常 T 细胞。另外,SLE 患者血清中 IL-15、IL-16 和 IL-18 的水平也有升高。

肾脏是 SLE 最常受累的器官。巨噬细胞在启动和促进肾损伤中起重要作用。巨细胞集落刺激因子和粒细胞-巨噬细胞集落刺激因子可促进狼疮肾炎症区的巨噬细胞生长和分化。

(四)SLE 的免疫细胞异常

活动性 SLE 患者 $CD8^+$ T 细胞的抑制功能受损。SLE 各受累器官的主要病理特征是炎症,在光镜和免疫荧光镜检下,肾组织活检见系膜细胞增殖、炎症、基底膜异常和由多种 Ig 和补体成分组成的免疫复合物沉积。通常认为肾炎与DNA、抗 DNA 抗体及补体在肾小球中形成的免疫复合物沉积相关。

(五)环境因素

阳光:紫外线使皮肤上皮细胞出现凋亡,新抗原暴露而成为自身抗原。药物、化学试剂、微生物病原体等也可诱发疾病。

二、病理

SLE 的发病是一个极其复杂的过程,在病原因子和机体免疫功能反应的相互作用下,患病机体有关器官的形态结构、代谢和功能都会发生变化。由于涉及面广,可侵犯到全身各脏器组织,所以病理千变万化,但基本的病理变化为纤维蛋白样变性、坏死性血管炎和黏液样水肿,免疫复合物沉积所引起的组织反应是造成病变的主要原因,沉积的部位决定了该器官的病理改变。临床上发现某些器官如肾、皮肤、滑膜、关节、脑、血管更易受损。

世界卫生组织(WHO)将狼疮性肾炎病理分为 6 型:①Ⅰ型为正常或微小病变;②Ⅱ型为系膜增殖性;③Ⅲ型为局灶节段增殖性;④Ⅳ型为弥漫增殖性;⑤Ⅴ型为膜性;⑥Ⅵ型为肾小球硬化性。病理分型对于估计预后和指导治疗有积极的意义,通常Ⅰ型和Ⅱ型预后较好,Ⅳ型和Ⅵ型预后较差。

第三节　临床表现

一、早期表现

两性均发病,男女之比为 1:(7～9),发病年龄为 2～80 岁,以 20～40 岁多见。多数患者最后都有多脏器损害,但在早期可仅有 1 个脏器受累的表现,同时伴有自身抗体(尤其是抗核抗体,简称 ANA)阳性的实验室发现,这可对本病的诊断提供可靠的线索。因本病的临床表现变化无常,起病方式多变,可几个脏器同时起病,也可相继出现几个脏器受损的表现。多数都有一定的起病诱因(感染、日晒、情绪受刺激)。最常见的早期症状为发热、疲劳、体重减轻、关节炎(痛)。较常见的早期表现为皮损、多发性浆膜炎、肾脏病变、中枢神经系统损害、血液异常及消化道症状等。

二、系统性表现

(一)发热

SLE 的全身表现缺乏特异性,包括发热、乏力、体重减轻等。在病程中约有 80% 的患者出现发热,其中多数为高热,体温可持续在 39 ℃,也可为间歇性发热,少数患者出现低热。发热多见于急性起病者,部分患者高热与继发感染有关,尤其多见于长期接受大剂量糖皮质激素(简称激素)治疗的患者,但多数患者发热为本病的固有特征。激素可迅速退热,但 SLE 患者容易合并感染,出现发热时应常规检查有无感染。当诊断不明确时,应慎用激素,以免加重原有的感染。

(二)关节肌肉症状

有关节痛者占 90% 以上,常为先发症状,且常与皮损、发热和其他内脏损害同时发生。典型的特征为发作性对称性关节痛、肿胀,常累及手指的远端小关节、指间关节、掌指关节、腕关节和膝关节,也可累及其他关节。与类风湿关节炎相比,本病关节炎发作仅持续数天,可自行消退,间隔数天到数月后又可再度复发。发作消退后,不伴有骨质侵蚀、软骨破坏及关节畸形。

(三)皮肤损害

80% 的病例可出现皮肤损害,以皮疹为最常见,亦是本病的特征性表现。皮疹表现多种多样,有红斑、丘疹、毛囊丘疹、水疱、血疱、大疱、结节、毛细血管扩张、紫癜、瘀血斑、溃疡等,可为其中之一种或几种同时或先后发生,全身任何部位均可发生。典型皮损为发生在面部的蝶形红斑,对称性分布于双侧面颊和鼻梁,边缘清楚,为略微隆起的浸润性红斑。SLE 常见的皮肤损害有红斑、光过敏、脱发、雷诺现象、口腔溃疡、荨麻疹、皮肤血管炎等。

(四)血液系统

几乎所有患者在病程中都可出现血液系统改变,其中以贫血为最常见,约 10% 患者可出现自身免疫性溶血性贫血,常伴有脾大,以致被误诊为脾功能亢进。

(五)肾脏病变

肾脏病变最为常见。对本病进行常规肾活检显示,几乎都有肾损害,仅半数病例有临床症状。狼疮肾脏病变主要为肾炎和肾病综合征。狼疮性肾炎患者的尿中可出现红细胞、白细胞、蛋白和管型。肾功能早期正常,随着病程延长,肾功能亦逐渐恶化。晚期可出现尿毒症。高血压是狼疮肾炎的特征表现。

(六)心血管系统症状

心血管系统症状是疾病本身及长期接受激素治疗所致,包括心包炎、心肌炎和心内膜炎等,其中以心包炎为最常见。

(七)呼吸系统

胸膜、肺实质和肺血管均可受累,其中以胸膜炎为最常见,表现为发作性胸痛,持续数小时至数天不等,有时伴有不同程度的胸腔积液,可为单侧也可为双侧,还可累及纵隔胸膜。

(八)消化系统

可发生于半数以上的病例,表现为腹痛,尤以狼疮危象为明显,常误诊为急腹症。可伴有腹水,且常反复发作。胃肠道血管炎是本病非特异症状,多为一过性。肝大者常伴有脾大。少数患者可出现腮腺肿大,易误诊为腮腺炎。

(九)神经系统

常累及中枢神经系统,可出现各种形式的神经病和精神病,如神经症,癫痫,脑器质性病变,脊髓和周围神经病变等。精神、神经系统症状可以是首发症状,但更常见于病程中或晚期,有人称此为狼疮脑病或神经精神型红斑狼疮。

(十)五官症状

多表现有眼部症状,以眼底改变为主,其特征为视网膜有白色渗出,出血,水肿,视盘水肿,小动脉变细,边界有清楚的棉花状渗出物,内含细胞样体。

(十一)淋巴结

本病常有不同程度的淋巴结肿大,以腋窝处淋巴结肿大为明显,其次为颈部,偶尔可发生全身淋巴结肿大。

(十二)狼疮危象

狼疮危象是本病的一种恶化表现。其表现为高热,全身极度衰竭和疲乏,严重头痛和腹痛,常有胸痛。还可有各系统的严重损害如心肌炎、心力衰竭和中枢神经系统症状,表现为癫痫发作、精神病和昏迷,伴发局部感染或败血症等。如肾脏受累,肾衰竭可导致死亡。

第四节 辅 助 检 查

SLE病情活动时 ESR 常增快,白细胞或血小板减少、贫血。肾脏受累时常有蛋白尿、血尿、管型尿等。中枢神经受累时常有脑脊液压力增高、蛋白和白细胞计数增多。

免疫学检查方面,血清补体(CH50、C3、C4)含量降低,与病情活动有关。常有免疫球蛋白增高,提示存在慢性炎症。

自身抗体检查内容丰富。ANA 阳性(高滴度)标志了自身免疫性疾病的可能性,ANA 检测对风湿性疾病的诊断和鉴别有重要意义。抗单链 DNA(ss-DNA)抗体通常无特异性,在多种疾病及正常老年人中可出现,临床诊断价值不大,抗双链 DNA(ds-DNA)抗体对诊断 SLE 有较高的特异性,且与 SLE 的活动性,特别是狼疮肾炎的活动密切相关。抗组蛋白抗体可在多种结缔组织病中出现,并无特异性。55%~64%的 SLE 患者抗组蛋白抗体阳性,在活动期的患者阳性率可高达 80%,药物引起的狼疮抗组蛋白抗体阳性率则达 95%以上。抗 Sm 抗体主要在 SLE 中出现,至今仍被视为 SLE 的标记抗体,抗 Sm 抗体对早期、不典型的 SLE 或经治疗后 SLE 的回顾性诊断有很大帮助。核糖体蛋白(ribosome,RNP)主要是胞质中的一种磷酸蛋白,主要在 SLE 患者中出现,且与 SLE 的精神症状有关。在 SLE 中,抗 SSA 和抗 SSB 抗体阳性的患者常有血管炎、光过敏、皮损、紫癜、淋巴结肿大、白细胞减少等临床表现。抗 PCNA 抗体为抗增殖细胞的核抗原抗体,与 DNA 的复制有关。免疫双扩散法测得其阳性率在 SLE 患者中仅为 3%~5%,但特异性很高,可以作为 SLE 的标记性抗体。抗 PCNA 抗体不能用于监测 SLE 活动性。抗磷脂抗体(aPL)在 SLE 发病、临床表现、治疗等方面的影响越来越受到人们的重视。SLE 继发的抗磷脂综合征(antiphospholipid syndrome,APS)是抗磷脂综合征中最主要的病因。

第五节 诊断与鉴别诊断

一、诊断

SLE 的诊断标准对流行病学研究来说是一个特殊的挑战,因为该病的临床表现多种多样,变化很大。目前应用最广泛的是 1982 年美国风湿性疾病学会(ARA)修订的 SLE 分类标准,其诊断的敏感性 96.4%和特异性 93.1%左右,包括 11 项症状、体征及实验室检查,符合其中 4 项或以上者即可诊断为 SLE。1997 年,美国风湿病学学会(ACR)修订了其中第 10 条标准,去除了第 1 项 LE 细胞阳性,并加入抗磷脂抗体阳性 1 项(表 6-1)。

表 6-1　1997 年美国风湿学学会修订的 SLE 分类标准

标准	定义
1.颊部红斑	遍及颊部的扁平或高出皮肤表面的固定性红斑,常不累及鼻唇沟附近皮肤
2.盘状红斑	隆起的红斑上覆有角质性鳞屑和毛囊栓塞,旧病灶可有萎缩位瘢痕
3.光过敏	患者自述或医师观察到日光照射引起皮肤过敏
4.口腔溃疡	医师检查到口腔或鼻咽部溃疡,通常为无痛性
5.关节炎	非侵蚀性关节炎,常累及 2 个或 2 个以上的周围关节,以关节肿痛和渗液为特点
6.浆膜炎	1)胸膜炎:胸痛、胸膜摩擦音或胸膜渗液
	2)心包炎:心电图异常,心包摩擦音或心包渗液
7.肾脏病变	1)持续性蛋白尿:>0.5 g/d 或>+++
	2)管型:可为红细胞、血红蛋白、颗粒管型或混合性管型
8.神经系统异常	1)抽搐:非药物或代谢紊乱,如尿毒症、酮症酸中毒或电解质紊乱所致
	2)精神病:非药物或代谢紊乱,如尿毒症、酮症酸中毒或电解质紊乱所致
9.血液系统异常	1)溶血性贫血伴网织红细胞增多
	2)白细胞减少:至少 2 次测定少于 $4 \times 10^9/L$
	3)淋巴细胞减少:至少 2 次测定少于 $1.5 \times 10^9/L$
	4)血小板减少:少于 $100 \times 10^9/L$(除外药物影响)
10.免疫学异常	1)抗 ds-DNA 抗体阳性
	2)抗 Sm 抗体阳性
	3)抗磷脂抗体限性:①抗心磷脂抗体 IgC 或 IgM 水平异常;②标准方法测定狼疮抗凝物阳性;③梅毒血清试验假阳性至少 6 个月,并经梅毒螺旋体固定试验或梅毒抗体吸收试验证实
11.抗核抗体	免疫荧光抗核抗体滴度异常相当于该法的其他试验滴度异常,排除了药物诱导的"狼疮综合征"

　　但是,这个诊断标准对流行病学研究仍有不足之处。一个明显的例子,病变局限在肾脏的 SLE 患者很容易被误诊,而一些早期轻微病变的患者也容易被漏诊。

二、鉴别诊断

(一)类风湿关节炎

　　SLE 较类风湿关节炎(RA)发病年龄为早,多为青年女性,关节病变的表现如疼痛、肿胀、晨僵等均较 RA 患者轻且持续时间短;SLE 患者的关节病变一般为非侵蚀性,不遗留关节畸形。免疫学检查可发现 CCP、RF 高提示 RA。

(二)多发性肌炎或皮肌炎

一些 SLE 患者可出现类似多发性肌炎(polymyositis，PM)或皮肌炎(dermatomyositis，DM)的症状，易与之相混淆，但 SLE 患者的肌痛多较轻，肌酶谱多为正常，肌电图也无特异性的改变。另一方面，多发性肌炎或皮肌炎患者肾脏病变和神经系统表现较少见，抗 ds-DNA 抗体和抗 Sm 抗体均为阴性，可将二者区别开来。有些患者可同时发生 PM/DM 和 SLE，称为重叠综合征。

(三)结节性多动脉炎

结节性多动脉炎(polyarteritis nodosa，PAN)患者有皮肤、关节病变，中枢神经系统和消化系统也常被累及，需与 SLE 相鉴别。结节性多动脉炎的病理表现多见于中等大小的动脉，小动脉少见，而 SLE 引起的血管炎则以小血管为主。结节性多动脉炎患者的皮肤改变多为皮下结节，关节病变多表现为大关节肿痛，外周血白细胞计数常升高，ANA 与 RF 阳性者极罕见，也与 SLE 不同。

(四)混合性结缔组织病

SLE 应与混合性结缔组织病(MCTD)相鉴别。MCTD 表现有雷诺现象、关节痛或关节炎、肌痛，肾、心、肺、神经系统均可受累，ANA 呈现高滴度斑点型，但与 SLE 相比，MCTD 双手肿胀、肌炎、食管运动障碍和肺受累更为多见，抗 U1RNP 抗体呈高滴度，而严重的肾脏和中枢神经系统受累较 SLE 少见，抗 ds-DNA 抗体、抗 Sm 抗体和 LE 细胞通常阴性，血清补体水平不低。

(五)系统性硬化

系统性硬化(SSc)可累及全身多个系统，尤以雷诺现象、皮肤、肺部、消化道和肾脏表现突出，ANA 阳性率很高，但其皮肤表现特异，肺部受累多见，可有抗 Scl-70 抗体阳性，而血液系统受累极少见，中枢神经系统表现较少，一般无抗 Sm 抗体阳性，可与 SLE 鉴别。此外，皮肤活检对二者的鉴别有很大帮助。

第六节　治疗及调护

一、治疗

SLE 目前还没有根治的方法，加之病情复杂，故应终身严密跟踪观察，根据病情变化随时调整治疗方案。大多数患者需长期用药维持。对于任何应激事件,如妊娠、流产、手术、意外的精神及机体创伤,均应加强预防措施或及时进行紧急治疗。

(一)一般治疗

1.饮食

饮食对 SLE 患者的影响是值得研究的一个环节,一般认为饮食应是碳水化合物、蛋白质、脂肪在内的均衡饮食。应根据疾病活动性及治疗反应来调整,有狼疮肾炎的患者,由于有蛋白尿和低蛋白血症,因此要及时补足够的蛋白质,但要注意适量,以免加重肾脏负担,一般应以优质蛋白质(如牛奶、鸡蛋、瘦肉等)为主,激素能分解蛋白质并引起高脂血症,糖尿病和骨质疏松,因此长期较大剂量维持的患者应注意纠正蛋白质的负平衡,避免高脂高糖饮食,并适当补充维生素 D 及钙剂。

2.锻炼

休息和锻炼在疾病的开始治疗阶段休息十分重要,但当药物已充分控制症状后,应根据患者的具体情况制订合理的运动计划,可参加适当的日常工作、学习,劳逸结合,动静结合。

3.婚育

一般而论,狼疮患者的性功能是正常的,因此缓解期患者如无显著内脏损害可以结婚,但一定要在泼尼松剂量 10 mg/d 以下,疾病缓解 1 年以上才可以考虑妊娠。狼疮患者不宜服用雌激素,以免引起疾病活动。

4.其他

去除日常生活中能够诱发或加重 SLE 的各种因素,如避免日光曝晒,避免接触致敏的药物(染发剂和杀虫剂)和食物,减少刺激性食物的摄入,尽量避免手术和美容,不宜口服避孕药等。

(二)主要药物和疗法

1.非甾体抗炎药

非甾体抗炎药主要作用为抗炎、镇痛和退热,为对症治疗,无免疫抑制作用,不能控制自身免疫反应的进展。主要用于治疗 SLE 的发热和关节炎。

2.激素

激素是治疗急性、活动性 SLE 最重要的药物,小剂量起抗炎作用,大剂量起免疫抑制作用。对于严重、暴发性 SLE,有时激素可以挽救患者生命。激素是目前所知最强力的抗炎药,迄今仍是治疗 SLE 的主药。

泼尼松是常用的口服激素;甲泼尼龙不需肝脏代谢而具活性作用,在肝病或急用时常被采用。激素用量:小剂量泼尼松,一般指≤10 mg/d,适用于有关节炎、皮疹及对其他药物无效的轻症 SLE 患者;中剂量泼尼松,用量 20～40 mg/d,适用于 SLE 患者存在高热、胸膜炎、心包炎,以及轻、中度活动性间质性肺炎、系膜增生性肾炎等临床表现;大剂量泼尼松,用量 1 mg/(kg·d),适用于 SLE 患者有重要脏器受累及有弥漫性血管炎、弥漫增殖性肾炎、重症血小板减少性紫癜等。必要时可应用大剂量甲泼尼龙冲击治疗。如狼疮危象时通常需要大剂量甲泼尼龙冲击治疗,针对受累脏器的对症治疗和支持治疗,以帮助患者度过危象。后继的治疗可按照重型 SLE 的原则,继续诱导缓解和维持巩固治疗。大剂量甲泼尼龙冲击治疗通常是指:甲泼尼龙 500～100 mg,每天 1 次。加入 5% 葡萄糖250 mL。缓慢静脉滴注 1～2 小时,连续 3 天为 1 个疗程,疗程间隔期5～30 天,间隔期和冲击后需给予泼尼松 0.5～1 mg/(kg·d)。疗程和间隔期长短视具体病情而定。甲泼尼龙冲击疗法对狼疮危象常具有立竿见影的效果,疗程多少和间隔期长短应视病情而异。综上所述,合理适量应用激素是十分重要的,应综合考虑患者病情的严重程度及对治疗的耐受性,在追求疗效的同时兼顾短期和长期不良反应的观察和预防。

3.抗疟药

抗疟药可作为治疗 SLE 的基本用药,是较安全的药物。对于 SLE 患者的各种皮损(特别是盘状红斑)、关节痛、关节炎、口腔溃疡和乏力有效。在 SLE 病情得到控制,且激素减至维持量或停用时,仍可用抗疟药作为维持用药。临床观察,有些患者停用羟氯喹后病情出现复发。目前最常用的抗疟药有氯喹和羟氯喹。常规剂量:羟氯喹,治疗剂量 400～600 mg/d,分 2 次,维持剂量 100～400 mg/d;氯喹,250 mg/d。一般在常规剂量下极少出现不良反应,但加大剂量或长期使用时应注意有无视网膜损害,可 3 个月左右复查眼底一次。

4.免疫抑制剂

(1)环磷酰胺(cyclophosphamide,Cyc 或 CTX):CTX 是治疗 SLE 最常用的免疫抑制剂,一般用于有脏器或组织损害者,如狼疮肾炎、神经精神狼疮、血管炎、血小板减少和肺间质病变等。另外,虽无重要脏器受累,但如果出现激素依赖或效果不佳者也可使用。每个月一次大剂量 CTX 静脉冲击已经成为弥漫增殖性狼疮肾炎(Ⅳ 型)的标准治疗方案。主要不良反应为胃肠道反应(恶心、呕吐等)、骨髓抑制、脱发、肝功能异常等。环磷酰胺最严重的不良反应是感染、性腺抑制、膀胱并发症和致癌性。

(2)硫唑嘌呤(AZA):AZA 为嘌呤类拮抗剂,具有嘌呤拮抗作用。口服硫唑嘌呤加小剂量泼尼松被用来治疗狼疮肾炎。静脉注射 CTX 治疗狼疮肾炎临床缓解后可用口服 AZA 维持,既能充分防止肾炎复发,又能减少 CTX 不良反应。AZA 的主要不良反应为骨髓抑制与肝脏毒性。尤其是前者,发生率大于 CTX,定期外周血常规及肝功能检查十分必要。

(3)环孢素(CyA):CyA 常与泼尼松结合用于治疗难治性或经各种常规免疫抑制剂治疗无效的狼疮肾炎,剂量为 3～5 mg/(kg·d),有报道其对 V 型狼疮肾炎疗效较显著。CyA 对胎儿无毒性,因此妊娠妇女在妊娠期间服药是安全的。CyA 的主要不良反应为血肌酐升高,肝脏毒性,血压升高,牙龈肿胀,毛发增生等。定期监测肝肾功能和血压水平是必要的。

(4)甲氨蝶呤(MTX):MTX 是叶酸的拮抗剂,每周 1 次 7.5～15 mg 口服。对 SLE 的关节炎、皮疹、浆膜炎和发热有效。MTX 对肾脏有毒性,因此狼疮肾炎患者不宜应用。MTX 的主要不良反应为肝脏毒性、肺纤维化和骨髓抑制。

(5)吗替麦考酚酯(MMF):MMF 主要用于治疗传统免疫抑制剂无效或因不良反应大不能耐受传统免疫抑制剂的患者,在治疗 SLE 肾炎方面已取得一定经验。初始用量 1.5～2.0 g/d,分2～3 次口服,3 月后改维持治疗,维持剂量为 1.0 g/d,分 2 次口服,时间 6～9 个月,但停药后病情也可能复发。MMF 的优点是不良反应较其他免疫抑制剂小,骨髓抑制较少见,无明显肝毒性和肾毒性。

5.免疫调节剂

沙利度胺主要用于治疗慢性皮肤型狼疮和顽固性盘状狼疮。不良反应为胃肠不适、腹泻、腹痛、恶心、消化不良、皮疹、脱发、口腔溃疡、肝酶一过性升高等。

6.免疫球蛋白

静脉注射用丙种球蛋白对活动性 SLE 可能有较好的疗效,但持续时间较短。对于狼疮引起的血小板减少疗效较好。

7.血浆置换

血浆置换系将患者血液引入血浆交换装置,将分离出的血浆弃除,并补充一定血浆或代用液,以清除体内可溶性免疫复合物、抗基底膜抗体及其他免疫活性物质。对于常规治疗不能控制的危及生命的 SLE 危象及急进进展性弥漫增殖型肾炎患者可能有一定的帮助。血浆置换是短期的辅助治疗,不宜长期应用,主要并发症为感染(特别是肝炎病毒和 HIV 传染的危险性),凝血障碍和水、电解质失衡。

8.干细胞移植

对于严重的顽固性 SLE 可以进行造血细胞和免疫系统的深层清除,随后进行造血干细胞移植,有可能缓解 SLE。如何选择干细胞供体方案,以及干细胞移植对于 SLE 的确切疗效,有待于进一步试验研究和大量临床实践来回答。

二、调护

(一)一般护理

1.发热

(1)观察体温的变化。遵医嘱予以物理降温。

(2)汗出,及时擦干汗液,更换衣被。

2.面部红斑

(1)用清水洗脸,保持皮肤清洁。

(2)用温水,用毛巾或纱布湿敷于患处。

(3)面部忌用碱性肥皂,化妆品及油膏。

(4)避免日晒及紫外线照射。

3.关节疼痛

(1)注意肢体保暖。可予以热水袋外敷,防止烫伤。

(2)取舒适体位,保持关节的功能位。

(二)用药护理

(1)中药汤剂宜温服,对消化道有不良反应的药物,宜餐后服。

(2)服用糖皮质激素时,不可擅自减量或加量,注意药物的不良反应,如血压升高、血糖升高、消化道出血等,服用糖皮质激素减量时要观察病情是否反复。

(3)使用雷公藤或青风藤治疗时,需观察有无恶心、食欲减退、月经混乱等症状,并遵医嘱定期检查血、尿常规,肝、肾功能等。

(4)使用镇痛抗炎药时,要注意观察消化道的不良反应,如恶心、呕吐、泛酸等。

(三)饮食调护

1.合理的平衡膳食

一般来说,患者只需选择一个合理的平衡膳食即可,但 SLE 是一种慢性消耗性疾病,应在平衡膳食的基础上,适量补充富含蛋白质的食物,例如瘦肉、鱼、禽、蛋等,以利于康复。

2.注意药物对营养的影响

激素是治疗 SLE 的主要药物,在长期使用激素时,可能出现以下反应。

(1)消化道不良反应:如出现上腹部不适,烧灼感、嗳气等症状,饮食上应避免辛辣、粗糙、刺激性及患者不耐受的食物,餐次的安排因人而异,可给予 3～5 餐,此外还应禁酒。

(2)高血压:为了防治可能出现的高血压,要限制每天的食盐用量,在低盐的同时,还要多用富含钾的食物,如绿叶蔬菜、马铃薯、西红柿、香蕉、柑橘等,碎菜、菜汁、果汁均是钾的良好来源,如患者血钾高时则避免选用。

(3)骨质疏松:为了避免因钙的丢失而可能出现的骨质疏松,平时即应多选用富于钙的食物,如奶类及其制品、豆类及其制品、蔬菜、海带、酥鱼、芝麻酱等。

(4)肥胖:为防治因食欲增加,体内脂肪重新分布而导致的向心性肥胖,全日饮食的总能量应适当控制,使摄入与消耗之间保持平衡,以维持适宜体重,故少选用含油脂及简单糖类热量较高的食物。

(5)糖尿病:为防治可能出现的糖尿病,包括主食及简单糖类均在限量中摄取,还要遵循定食定量、餐次分配等原则。

3.避免引起致敏的食物

据报道某些食物,如芹菜、无花果、蘑菇、烟熏食物等,可诱发红斑狼疮,如对这些食物过敏,应尽量避免。

4.其他

注意食品卫生,减少因食物不洁而致的感染。

第七章

多发性肌炎/皮肌炎

第一节 概 述

多发性肌炎(polymyositis,PM)和皮肌炎(dermatornyositis,DM)是自身免疫性炎性肌病,临床表现为横纹肌弥漫性非化脓性炎性改变,由于肢带肌、颈肌、咽喉肌、呼吸肌等组织出现免疫性炎症,导致对称性肌无力、肌痛和压痛,最终可导致肌肉萎缩,并可累及多个系统和器官,也可伴发肿瘤。其中伴有特征性皮疹者称皮肌炎。临床上二者常并称。

近年有学者强调提出特发性炎性肌病(idiopathic inflammatory myopath,IIM)这一概念,包括内容更为广泛,除了多发性肌炎、皮肌炎之外,还包含了儿童皮肌炎、包涵体肌炎、肌炎合并恶性肿瘤、重叠综合征和无肌病性皮肌炎。虽然部分风湿病专业书籍也采用 IIM 作为标题,但在具体讨论内容中仍以多发性肌炎和皮肌炎为主,而且在成人中多发性肌炎/皮肌炎占 IIM 发病的 70％左右,因此我们仍延续传统的标题加以阐述。

流行病学研究中,我国尚缺乏关于该病的确切资料。从国外的流行病学资料中推测,本病应并不少见,国外文献报道的患病率为 2％～10％,其中女性多见,男女患病比例为 1∶2.5。本病可发生在任何年龄,发病年龄呈双峰型分布,在儿童 10～14 岁和成人 45～60 岁各出现一个高峰,其中以后者更为多见。欧美的研究显示,有色人种比白种人的发病率更高。

传统医学中并无可与多发性肌炎和皮肌炎相对应的病名,根据临床表现,本病属于中医的"肌痹""皮痹""阴阳毒""肉苛"等范围。肌痹为五体痹之一,凡因感受风寒湿热毒邪导致邪侵肌肉、闭阻脉络,或因正虚体弱,气血不足,肌腠失养而出现的一处或多处肌肉疼痛、麻木不仁甚则痿废不利者,均谓之肌痹。

关于肌痹的经典论述源于《素问·痹论》："以至阴遇此者为肌痹,以秋遇此者为皮痹……肌痹不已,复感于邪,内舍于脾,皮痹不已,复感于邪,内舍于肺。所谓痹者,各以其时,重感于风寒湿之气也。"《素问·逆调论》云:"人之肉苛者,虽近衣絮,尤尚苛也,是谓何疾?岐伯曰:荣气虚,卫气实也,荣气虚则不仁,卫气虚则不用,荣卫俱虚,则不仁且不用,肉如故也,人身与志不相有,曰死。"肉苛即肌肉麻木不仁,是肌痹的常见表现,也有医家 在此基础上提出以"肉苛"为疾病名称。《金匮要略》所描述的阴阳毒也与多发性肌炎/皮肌炎相类似:"阳毒之为病,面赤斑斑如锦纹,咽喉痛,唾脓血,五日可治,七日不可治。阴毒之为病,面目青,身痛如被杖,咽喉痛,五日可治,七日不可治。"《诸病源候论·卷三十一》云"面及身体皮肉变赤,与肉色不同,或如手大,或如钱大,亦不痒痛,谓之赤疵",此描述与疾病发作时出现的皮损非常接近。

第二节　病因、病机与病理

本病病因不明,发病可能与病毒感染、免疫异常、遗传及肿瘤等因素相关。

一、病因

(一)遗传因素

该病的发病有明显的种族差异和一定的遗传倾向性。有研究表明,HLA-DR 3 在多发性肌炎患者中阳性率较高,而 HLA-DRw 52 的出现机会在抗 Jo-1 抗体阳性患者群中也明显增高。

(二)感染因素

关于感染因素在疾病发生中的证据主要来自:①不同的肌炎特异性自身抗体导致的不同肌炎发病的季节不同,提示可能与感染有关。②有些患者在感染细小核糖核酸病毒后出现慢性肌炎。③动物模型发现部分病毒可使实验动物产生多发性肌炎。

(三)肿瘤相关性

关于本病与肿瘤的相关性报道最早出现于 1916 年,而以后的研究表明二者之间确实存在相关性。具体表现为:①肿瘤在多发性肌炎与皮肌炎患者中的发生率明显高于正常人群,其中以皮肌炎最常见。②伴发肿瘤的类型多种多样,国外研究表明皮肌炎多与卵巢癌、肺癌、胃癌相关,而多发性肌炎中肺癌和膀胱癌较为多见。③肿瘤可与本病同时发生,或先于本病出现,但超过 60% 的病例是在肌病后一年出现肿瘤,以心肌炎为例,在发病的前后数年,肿瘤的危险性始终存在。④多发性肌炎与皮肌炎并发肿瘤的机制目前并不明确,比较受学者关注的包括交叉免疫反应、基因突变和免疫缺陷等理论假说。也有学者提出副癌综合征假设,认为肿瘤与肌病是同一种病因的不同表现。

二、发病机制

本病发病机制不明。目前认为本病的发生是在遗传易感的个体中,由感染、环境等因素诱发,经免疫介导而最终导致的以横纹肌为靶组织的多个器官受累的自身免疫性疾病。在发病过程中细胞免疫异常与体液免疫异常均发挥了作用。

(一)细胞免疫异常

本病患者肌活检可见组织中存在炎性细胞浸润,且多为淋巴细胞和巨噬细胞;皮肌炎患者皮下血管存在 B 细胞浸润。

(二)体液免疫异常

体液免疫异常的证据主要包括患者体内存在一系列自身抗体,其中较多见的是肌炎特异性自身抗体,如抗合成酶抗体;多数患者血清免疫球蛋白异常升高;免疫病理发现在肌内膜和肌束膜可见免疫球蛋白和补体的沉积。

除了上述表现之外,糖皮质激素(简称激素)和免疫抑制剂对本病有效,也说明了疾病与自身免疫相关。

三、病理

肌活检显示特征性的炎性浸润,其中多见淋巴细胞、巨噬细胞和浆细胞,炎性浸润多位于肌束膜以及肌间隙小血管周围。组织学检查可发现肌纤维变性、坏死和断裂,部分慢性病变患者可见成纤维细胞增生,间质纤维化,坏死肌细胞被纤维组织和脂肪替代。

皮肌炎患者皮肤病理可见到表皮角化,真皮浅层水肿,真皮血管增生,并伴有炎性细胞浸润;真皮与表皮交界处不连续的免疫球蛋白和补体的沉积。

准确地说,多发性肌炎与皮肌炎的组织学病理改变并不具备特异性诊断意义,但综合分析这些资料则有助于做出正确的诊断。

第三节　临床表现

本病起病隐匿,早期症状不具备特异性,可见全身不适、发热、乏力以及关节肌肉疼痛等一般临床表现,随后可出现肌无力、肌痛以及活动受限,部分患者可出现疾病特征性皮疹。需要指出的是疾病初期许多患者不能准确地描述肌痛与关节痛的区别,很容易被诊断为关节炎而接受治疗。

一、肌肉病变

肌肉病变是本病重要的临床表现,早期可有肌肉肿胀、压痛,晚期出现肌萎缩。典型改变为进行性加重的肌无力和肌痛。

(一)肌无力

肌无力多表现为对称性的上、下肢体近端进行性的肌无力,病变最先累及负重肌群,以肩胛带肌、骨盆带肌和下肢肌群损伤较常见,也可累及颈肌和咽喉肌。典型临床表现为肩臂上举困难,下肢下蹲后无力站起;颈肌病变的患者可出现平卧。

时头部不能抬离床面,或者不能翻身、正坐;咽喉肌病变者可见发音异常;食管肌受累可见吞咽困难。临床上经常应用肌力分级的方法来评价肌损伤的程度。①肌力分级为 0 级:完全瘫痪。②1 级:肌肉能轻微收缩不能产生动作。③2 级:肢体能做平面移动,但不能抬起。④3 级:肢体能抬离床面(抗地心吸引力)。⑤4 级:能抗阻力。⑥5 级:正常肌力。

(二)肌痛

肌痛多与肌无力平行出现,疼痛往往比肌无力更能引起患者的注意,并可能是患者就诊的主要原因。肌痛的性质不一,可为刺痛、灼痛,也可见钝痛、酸痛。肌痛的部位往往也是肌炎发作的部位。

(三)肌萎缩

疾病晚期可出现肌萎缩和纤维化。轻度肌萎缩仅表现为肢体略显消瘦以及肌肉变软。部分儿童可出现严重的"肌肉挛缩"。

二、皮肤病变

在肌肉病变的同时出现特征性的皮肤损害,即可诊断皮肌炎。皮损与肌损害不一定平行出现,皮损程度与肌损害也没有必然的相关性。有的皮肌炎是以皮疹为首发症状的。从组织病理的角度来说,本病的皮肤损害属于"皮肤异色性皮炎"或称为"皮肤异色病",典型改变有以下几种。

(一)向阳性丘疹

向阳性丘疹表现为眼眶周围的皮肤紫红色水肿带,病变涉及眶周和眼睑。

(二)醉酒貌与披肩征

前者指分布于颈前及前胸的"V"字形红色皮疹,部分可延及双上肢近端伸侧面;后者指分布于肩背部的弥漫性红色皮疹,皮损常伴光过敏。受损皮肤表现为毛细血管扩张,后期多伴局部皮肤萎缩以及皮肤色素沉着或缺失。

(三)Gottron 征

Gottron 征属于皮肌炎的特征性皮疹。常见于掌指关节、近端指间关节的伸面,表现为毛细血管扩张所致的红紫色斑丘疹,顶面扁平,伴少量皮肤鳞屑,并可伴皮肤萎缩和色素脱失。同样的皮损也出现于肘、膝关节伸面和内踝附近。

(四)技工手

技工手常见于抗 Jo-1 抗体阳性患者,典型表现为双手指桡侧面皮肤粗糙,角化过度,严重者皮肤皲裂,因酷似技术工人的手部改变而得名。多数患者经激素治疗后,皮肤粗糙可明显改善或消失,但当病情波动或激素剂量偏小时,"技工手"又会重新出现。

(五)其他

除上述皮肤损害之外,还可见到的皮损包括雷诺现象、网状青斑、多形性红斑、皮肤钙化等表现。需要提出的是部分患者肩、肘、髋、膝关节及大腿等部位可出现皮下钙化点或钙化斑块,钙化处表面溃破,钙化物质与正常组织交错并见,并有钙化物质流出,往往不易愈合,少数患者局部形成窦道,并可继发感染。

临床上有少数患者有典型皮疹,但没有明显的肌无力和肌痛,而且肌酶谱始终正常,称为"无肌病的皮肌炎"。

三、关节病变

患者可以出现关节痛和关节炎,以腕关节、近端指间关节和掌指关节病变多见,偶有关节畸变,多数患者 X 线显示无骨破坏。当关节疼痛与肌痛、肌无力同时存在时,患者一般很难分清,而多会将其描述为一种全身的肌肉关节疼痛、乏力和沉重感,伴有活动受限。

四、消化道病变

多因咽喉肌和食管上段横纹肌病变所致。患者可出现吞咽困难,食物反流,甚者摄入流质饮食时引起呛咳。下食道括约肌病变可以出现胃酸反流,导致反流性食管炎。胃排空时间延长,肠道蠕动减慢,消化道吞钡造影可见食道梨状窝钡剂潴留。

五、肺部病变

多发性肌炎和皮肌炎的肺部表现包括肺外因素引起的病变和疾病本身的肺损害。

肺外因素引起的肺病变主要指因呼吸肌无力出现的低通气和呼吸困难,严重者可出现呼吸衰竭,并可能继发肺部感染,体检可见胸廓呼吸动度减低,胸片可能显示肺不张。消化道病变可引起食管反流,导致吸入性肺炎。治疗过程中应用激素及其他免疫抑制剂,引起的细菌、真菌和结核感染也是肺损伤的原因之一。

与肺外因素相比,人们更加关注疾病本身造成的肺部损害,即肺动脉高压与肺间质病变。肺动脉高压的病理基础是肺细小动脉壁增厚和管腔狭窄,一般发生于疾病晚期,并多与肺间质病变相伴出现。肺间质改变包括急进型肺泡炎与慢性进展性肺间质纤维化。急进型肺泡炎临床上以发热、干咳、呼吸困难呈急性进行性加重为主要表现,严重者可导致急性呼吸窘迫综合征,X线检查可见肺部毛玻璃状、颗粒状、结节状及网状阴影。慢性进展性肺间质纤维化一般起病隐匿,缓慢进行性加重,开始可能只是气短、咳嗽等非特异性症状,逐渐才出现活动后加重的呼吸困难,双肺听诊可闻及捻发音或吸气性啰音,X线检查可见蜂窝状或网状阴影。肺功能测定为限制性通气功能障碍及弥散功能障碍。

肺损害在本病发病率约为30%,在抗合成酶抗体综合征(PM/DM伴抗合成酶抗体阳性、合并多关节炎、雷诺现象、技工手、肺间质变)的发病率则更高,是本病预后不良的重要原因之一。

六、心脏病变

约1/3患者出现心脏损害,但一般症状比较轻微,常见心律失常或心肌病变,后期可出现充血性心力衰竭,亦可出现心包炎,但致命性的心律失常和心力衰竭并不多见;部分患者可出现少量或中等量心包积液。

七、肾脏病变

肾脏病变很少见,有轻度局灶性系膜增殖性肾小球肾炎,但多数患者肾功能正常。少数急性起病者,因横纹肌溶解,造成肌红蛋白尿和急性肾衰竭。

八、儿童多发性肌炎、皮肌炎

儿童多发性肌炎和皮肌炎不是本节讨论的重点,只做简单的介绍。儿童皮肌炎多于多发性肌炎,2～10 岁多发,常合并血管炎、异位钙化和脂肪营养不良,其中多发的软组织钙化和广泛发病的坏死性血管炎比较多见。

第四节　辅助检查

一、血清肌酶

血清肌酶测定是本病最常用也最容易完成的检测方法。绝大多数患者在疾病过程中可出现肌酶活性增高,包括肌酸激酶、醛缩酶、乳酸脱氢酶、门冬氨酸氨基转移酶、碳酸酐酶Ⅲ等。肌酶活性的高低与疾病轻重相关,可作为疾病诊断和疗效判定的依据。上述肌酶以肌酸激酶最敏感,也是判断疾病的主要指标。

(一)肌酸激酶

肌酸激酶(CK)升高常早于临床表现数周,且增高幅度较大,疾病控制后 CK 也可大幅度下降,一般情况下,CK 高低与肌损害的程度是平行一致的。但有时候临床表现也可能与 CK 水平不一致,这主要是由于:①慢性肌炎和广泛肌肉萎缩患者,即使在活动期 CK 的水平也可正常。②老年发病的多发性肌炎和皮肌炎。③存在 CK 活性循环抑制物。④虽然没有明显的肌损伤,但由于细胞膜的渗漏作用导致 CK 异常升高。

已知 CK 有 3 种同工酶:CK-MM(大部分来自骨骼肌、小部来自心肌);CK-MB(主要来自心肌,极少来自骨骼肌)和 CK-BB(主要来自脑和平滑肌),其中 CK-MM 活性占 CK 总活性的 95%～98%。PM/DM主要以 CK-MM 的改变为主,但受临床条件所限,一般不作为常规检测。

(二)碳酸酐酶Ⅲ

碳酸酐酶Ⅲ仅存在于骨骼肌,骨骼肌病变时升高,临床特异性较好,但未作为临床常规检测。

(三)醛缩酶

醛缩酶(ALD)升高,对于 CK 不升高的患者具有协助诊断意义,但对疾病诊断的特异性和与疾病活动的平行性不如 CK 敏感。

(四)门冬氨酸氨基转移酶、丙氨酸氨基转移酶、乳酸脱氢酶

门冬氨酸氨基转移酶(AST)和丙氨酸氨基转移酶(ALT)同时平行升高,或 AST 高于 ALT,在排除肝脏疾病后,提示为骨骼肌损伤。乳酸脱氢酶(LDH)升高,在排除肝脏疾病后,考虑为骨骼肌损伤。

二、肌红蛋白测定

肌红蛋白仅存在于心肌与骨骼肌,心肌或横纹肌损伤均可引起肌红蛋 A 升高。多数肌炎患者的血清肌红蛋门增高,且与病情呈平行关系,但指标特异性不强。

三、自身抗体

(一)抗核抗体(ANA)

ANA 在本病阳性率为 20%～30%,以斑点型多见,ANA 的出现只提示存在风湿性疾病,但对多发性肌炎和皮肌炎的诊断不具备特异性。

(二)抗氨酰 tRNA 合成酶抗体

抗氨酰 tRNA 合成酶抗体是一组与肌炎相关的特异性抗体,包括抗 Jo-1(组氨酰 tRNA 合成酶)抗体、抗 EJ(甘氨酰 tRMA 合成酶)抗体、抗 PL-7(苏氨酰 tRNA 合成酶)抗体、抗 PL-12(丙氨酰 tRNA 合成酶)抗体等。其中抗 Jo-1 抗体检测在临床中广泛应用,是诊断 PM/DM 的标记性抗体,阳性率为 25%,在合并有肺间质病变的患者中可达 60%。对其他抗合成酶抗体的检测目前尚未应用于临床。

抗合成酶抗体综合征:指多发性肌炎或皮肌炎伴抗合成酶抗体(多指抗 Jo-1 抗体)阳性、同时合并多关节炎、雷诺现象、技工手、肺间质变的一组临床综合征。

(三)抗 SRP 抗体

抗 SRP(singal-recongnition particle,信号识别颗粒)抗体为肌炎的特异性抗体,阳性患者中男性多见,且起病急重,肌炎症状明显,药物反应不理想。抗 SRP 抗体对多发性肌炎的特异性较高,但阳性率较低,大约只有 4%。

(四)抗 Mi-2 抗体

抗 Mi-2 抗体是皮肌炎的特异性抗体,此类患者皮疹明显,尤其是醉酒貌与

披肩征典型;但肺间质变一般不多见;抗体阳性率约为 21%。

(五)其他抗体

当肌炎重叠其他结缔组织病时可以出现相应的抗体。如伴发干燥综合征者可出现抗 SSA 抗体及抗 SSB 抗体阳性;伴发系统性硬化症者可出现抗 Scl-70 抗体阳性。

四、肌电图

肌电图也是本病常用的检测手段之一,90% 患者都可以出现肌电图异常,表现为肌源性损害。典型的肌电图改变为三联表现:低波幅,短程多项波;插入性激惹增强,表现为正锐波,自发性纤颤波;自发性、杂乱、高频放电。疾病后期可出现神经源性损害,表现为肌源性和神经源性损害的混合相。

五、肌活检

病理诊断对疾病确诊的意义不言而喻,对于所有疑诊的病例和能够接受的患者应尽可能进行肌活检。肌活检的部位一般取受损肢体,但不应取损伤特别严重的肌肉,多选择三角肌、股四头肌等近端肌肉以及有压痛、中等无力的肌肉送检为好,同时应避免在肌电图插入处取材。

将近 70% 的病例可呈现典塑肌炎的病理改变,其基本病理改变为炎细胞浸润,肌纤维变性和(或)坏死,肌细胞萎缩、再生、纤维化,其中 T 淋巴细胞和 B 淋巴细胞浸润是本病的特异性改变。由于肌肉病变呈灶性分布,肌活检还可发现肌纤维直径不均匀。

第五节　诊断与鉴别诊断

一、诊断

根据肌痛、肌无力、特异性皮损、系统损害以及肌电图和肌活检的资料,典型病例确诊并不困难。目前对于多发性肌炎和皮肌炎的诊断标准较多,但尚缺乏一致公认的标准。Bohari 和 Peter 于 1975 年提出的多发性肌炎和皮肌炎诊断标准是多数临床医师普遍应用的标准,我国制订的诊疗指南中也采用了这一标准,其具体内容如下。

（1）对称性近端肌无力，伴或不伴吞咽困难和呼吸肌无力。

（2）血清肌酶升高，特别是 CK 升高。

（3）肌电图异常。

（4）肌活检异常。

（5）特征性的皮肤损害。

具备上述（1）、（2）、（3）、（4）者可确诊多发性肌炎；具备上述（1）～（4）项中的 3 项可能为多发性肌炎，只具备二项为疑诊多发性肌炎；具备第（5）条，再加 3 项或 4 项可确诊为皮肌炎；第（5）条，加上 2 项可能为皮肌炎，（5）条，加上一项为可疑皮肌炎。

二、鉴别诊断

(一)包涵体肌炎

包涵体肌炎是炎性肌病最新分出的亚型，多发生于中老年患者，起病隐匿，进展缓慢，肌无力可累及近端和远端肌肉，病变对称性差，肌酸激酶正常或呈低水平升高，激素及免疫抑制剂疗效不理想。本病的确诊主要依靠病理，可见细胞内出现成行排列的空泡，电镜下可见胞质内或胞核内管状或线状的集合体，即"包涵体"。

(二)恶性肿瘤相关的多发性肌炎和皮肌炎

在此再次强调多发性肌炎和皮肌炎与恶性肿瘤之间的相关性，因为多发性肌炎与皮肌炎可能与肿瘤同时出现，或先于肿瘤及在肿瘤

出现后发生，因此完善肿瘤相关项目的检查，是十分必要的，避免误诊和漏诊。

(三)结缔组织病相关的多发性肌炎/皮肌炎

多发性肌炎/皮肌炎与另一个或一个以上的弥漫性结缔组织病同时或先后存在，多发性肌炎/皮肌炎常易与系统性硬化症、系统性红斑狼疮、干燥综合征等疾病重叠。其中肌炎与结缔组织病重叠又称为"肌炎重叠综合征"。

(四)风湿性多肌痛

好发于 50 岁以上人群，虽然有肩胛带肌和骨盆带肌的疼痛，但反映横纹肌损伤的血清肌酶均正常，抗体检测阴性，肌电图和肌活检也不支持炎性肌病的改变。

(五)纤维肌痛综合征

该病好发于女性,其核心症状是慢性广泛性肌肉疼痛,该病最大的特点就是体检和实验室检查无阳性发现,可确知的体征只是对称分布的压痛点。与PM/DM相比,此病往往不存在肌损伤的证据,也缺乏特征性皮损。特别指出的是该病大多数患者存在抑郁或焦虑的症状,经抗抑郁治疗后疗效满意。随生活节奏的增快和生活压力的增大,该病的发生率呈现出上升的趋势。换一个角度思考,该病也可能是心身疾病的特征性的躯体化临床综合征。

(六)药物所致的肌病

很多药物在应用过程中都可能出现肌病样的改变。其中糖皮质激素引起的肌病很难诊断。其他如胺碘酮、肼屈嗪、秋水仙碱、环孢素、羟氯喹、磺胺类药以及他汀类和贝特类的降脂药均可能诱导肌病症状,引起肌酶升高。

(七)其他

多发性肌炎/皮肌炎还应与运动神经元病、重症肌无力、感染性肌病、内分泌异常所致肌病、代谢性肌病等加以鉴别。但上述疾病的确诊则需要在专科医师会诊下完成。

第六节　治疗及预后

一、一般治疗

急性期建议尽量减少活动量,如有条件者可卧床休息,适当进行肢体被动运动,症状控制后可适当进行肌肉锻炼。治疗过程中由于卧床及应用糖皮质激素及免疫抑制剂应注意避免感染,包括真菌感染和结核感染。早期饮食宜清淡,易消化,并含有足够的蛋白质和维生素。

二、药物治疗

(一)对症治疗

出现发热、关节肌肉疼痛者,可应用非甾体抗炎药;出现雷诺现象及皮肤温度低者可应用扩张血管药物,如钙拮抗剂、活血化瘀的中药制剂等;肺间质变者,应预防感染的发生,如必须应用抗生素治疗,建议根据细菌学的证据选择药物,可应用止咳化痰药如沐舒坦、富露施泡腾片等;呼吸肌和吞咽肌受累的患者,必要时可应用机械通气及营养支持治疗。所有患者在整个疾病过程中,均需关注水电解质及酸碱平衡问题。

(二)激素

本病的首选药物,一般多选择泼尼松或甲泼尼龙。初始剂量为泼尼松1.5～2 mg/(kg·d),或等剂量的甲泼尼龙,晨起一次口服;重症者或夜间发热明显的患者可分两次口服。大多数患者于治疗后 6～12 周内肌酶下降,肌力逐渐恢复,并接近正常。待临床症状与化验指标下降,则开始撤减激素用量。激素减量过程应缓慢,一般至少需 1 年,减至 5～10 mg/d 后继续服药维持 2 年以上。在减量过程中如病情反复,应及早加用免疫抑制剂。对病情发展迅速,皮损严重,肌酶持续升高者,或有呼吸肌及吞咽肌受累表现,出现呼吸、吞咽困难者,可用甲泼尼龙(15～1 g/d 静脉冲击治疗,连用 3 天,之后改为60 mg/d 口服,然后再根据症状及肌酶水平逐渐减量。

需要注意的是应用激素治疗过程中应避免常见的不良反应,如低钾、骨质疏松、继发感染(包括真菌感染和结核感染)、消化道溃疡及出血、高凝状态及血栓形成、血糖升高等,针对上述情况,有的可以考虑提前预防用药,有的需密切观察临床表现并定期监测化验指标。

(三)免疫抑制剂

激素与免疫抑制剂联合应用可提高疗效、减少激素用景、及时避免不良反应。临床操作中,往往于激素应用后 1～2 周即开始免疫抑制剂的治疗。

1.甲氨蝶呤(MTX)

常用剂足为每周 10～20 mg/w,口服或加生理盐水 20 mL,静脉缓慢推注,也可以选择肌内注射或静脉滴注,若无不良反应,可根据病情酌情加量,但一般剂量不超过每周 30 mg,待病情稳定后逐渐减量,维持治疗数月至 1 年以上。多数临床医师倾向于 MTX 的使用应超过 1 年,也有医师认为如无明显不良反应,则可长期应用。有报道单用 MTX 治疗超过五年的病例,且未发现不良反应。MTX 的不良反应主要有肝酶增高、骨髓抑制、血细胞减少、口腔炎等,可在应用 MTX 的隔天给予叶酸治疗以减轻 MTX 的不良反应。用药期间应定期检查血常规和肝肾功能。

MTX 是否引起肺损害,其程度究竟如何,仍需进一步研究。但对于已发生肺间质性改变的患者,不建议应用 MTX。对于肺功能正常的患者,在应用过程中也必须监测肺功能的情况。有文献建议,在应用 MTX 之前进行肝功能和肺功能评估,以区分基础疾病还是药物潜在的毒性反应,值得重视。

2.硫唑嘌呤(AZA)

口服,初始剂敖可从 50 mg/d 开始,逐渐增加至 150 mg/d,待病情控制启逐渐减最,维持景为 50 mg/d,一般临床应用则选择 100 mg/d。不良反应主要有骨髓抑制、血细胞减少、肝酶增高等,但程度均较 MTX 为轻。用药开始时需每 1~2 周查血常规一次,如无不良反应,以后每 1~3 月查血常规和肝功能一次。

3.环磷酰胺(CTX)

主要应用于不能耐受 MTX 的患者,如合并肺间质病变者,以及部分 MTX 治疗不满意者。可应用 CTX 50~100 mg/d 口服,或 CTX 400 mg 加生理盐水 100 mL,静脉滴注,每周一次。对重症者,可 0.8~1 g 加生理盐水 50 mL,静脉冲击治疗。不良反应主要有骨髓抑制、血细胞减少、出血性膀胱炎、卵巢毒性、诱发恶性肿瘤等。用药期间,需监测血常规,肝功能。

4.羟氯喹(HCQ)

200~400 mg/d,口服。主要应用于皮疹明显的患者,部分对 MTX 不耐受者也可尝试应用。有些患者经过一年或更长时间的 MTX 治疗后症状相对平稳,也可选择该药巩固治疗,而停服 MTX。该药主要的不良反应是导致眼底黄斑变性,这也是医师与患者都关注的问题,因此治疗过程中,建议定期(每月一次)复查眼底。

5.雷公藤多苷

每次 20 mg,每天 3 次。主要不良反应为生殖抑制,并有胃肠道反应,个别患者肝酶升商、血细胞下降,应注意监测血尿常规、肝肾功能。

(四)其他

对于合并已经确诊肿瘤的患者,无论多发性肌炎/皮肌炎的发生是否与肿瘤相关,均建议先进行抗肿瘤治疗,部分患者在手术切除肿瘤后,肌炎情况也有一定程度的缓解。

三、预后

经过早期诊断和积极合理的治疗,本病可获得满意的长时间缓解,患者可享有较高的生活质量。多种原因造成的肺损害是疾病恶化或预后不良的主要原因,急性肺泡炎和缓慢进展的肺间质纤维化最终导致的呼吸衰竭是难以控制的情况。因应用激素和免疫抑制剂后出现的反复发作的感染也是疾病恶化的原因之一。有报道认为抗合成酶抗体综合征出现肺间质病变的概率更高,但相对合并肿瘤的概率下降。对于合并恶性肿瘤的肌炎患者,其预后一般取决于恶性肿瘤的预后。

四、诊疗体会

多发性肌炎和皮肌炎在内科疾病中并不常见,但在风湿性疾病中却不是一个罕见的疾病。传统的内科医师往往用"肌肉疼痛伴无力"描述多发性肌炎的临床特征。实际上典型病例的诊断并不困难,但对于一些似是而非的临床表现要考虑到肌损害的可能性,由于多数患者并不愿意接受肌活检,这就对一些不典型病例的诊断造成了困难,应告知患者肌活检的必要性,使其配合。肌电图检查虽然也有一定的痛苦,但患者多数还可以认同,因此建议进行多部位的肌电图检查,如三角肌、股四头肌是较常检测的部位。对于怀疑存在抗合成酶抗体综合征的患者,在发现雷诺现象的同时即应进行胸CT检查,以除外早期肺间质炎症。

临床上有些患者以关节疼痛为主要表现,首先接受免疫抑制剂治疗,当进行相关酶学检测时,往往不易判定酶学异常是肌损害的表现还是药物的肝毒性反应。

治疗上激素仍然是首选药物,应用需遵循"足量、慢减、长期维持"的原则,虽然有文献认为疾病稳定后可以停服激素,但对停药的患者应持慎重态度。免疫抑制剂可选择 MTX、CTX 和 HCQ 治疗,MTX 是否可造成肺损害虽然尚无定论,但在应用过程中也需动态观察。HCQ 一般应用于症状较轻或病情逐渐稳定的病例。疾病后期出现慢性肺间质纤维化和肺动脉高压的患者药物疗效不明显,预后不良,临床上以对症治疗为主,应用激素的基础上加用改善循环、止咳化痰药可以缓解症状。

少数患者在疾病过程中出现皮下软组织钙化及皮肤溃破,局部可见钙化的组织,破溃处愈合比较困难,也有全身多部位反复出现皮肤破损,患者多会出现严重的低蛋白血症和继发感染而导致病情恶化。

第八章

银屑病关节炎

第一节 概 述

银屑病关节炎(psoriatic arthritis,PsA)是一种与银屑病相关的炎性关节病,具有银屑病皮疹并导致关节和周围软组织疼痛、肿胀、压痛、僵硬和运动障碍,部分患者可有骶髂关节炎和(或)脊柱炎,病程迁延、易复发、晚期可有关节强直,导致残疾。

一、银屑病关节炎的发展简史

1818 年法国医师阿利贝尔(Marc Alibert)首次描述了"银屑病并发关节炎"。1860 年,法国医师皮埃尔·巴赞(Pierre Bazin)提出银屑病关节炎这一病名。在其后近百年的时间里,人们一直将银屑病关节炎和类风湿关节炎联系在一起,互相混淆。1959 年,Wright 描述了该病典型的临床表现。直到 1964 年,美国风湿病学会首次将银屑病关节炎从类风湿关节炎中区分出来,作为一个独立的临床疾病。

二、银屑病关节炎在全球和全国的总体流行及分布情况

银屑病关节炎在世界各地的患病率不同。1984 年我国 24 个省市 600 万人口中的银屑病流行病的调查结果显示,我国银屑病的患病率为 1.23‰,其中寻常型银屑病占 97.98%。有银屑病关节炎者仅占全部银屑病患者的 0.69%。欧美国家的银屑病患病率为 1%～3%,其中伴有银屑病关节炎者达 5%～7%,明显高于我国。银屑病关节炎可发生于任何年龄,高峰年龄为 20～50 岁,无性别差异,但脊柱受累以男性较多。

第二节 发病机制与病理

一、发病机制

银屑病关节炎的发病机制不明确,皮肤和关节病变可能由相同的机制发生作用,可能的发病机制如下。

(一)遗传因素

银屑病和银屑病关节炎具有家族聚集性。目前认为,银屑病关节炎是受多基因控制。*HLA* 是一个重要的遗传标志,多数认为寻常型银屑病与 *HLA* -13、*HLA* -17、*HLA* -A 1、*HLA* Cw 6 相关,银屑病关节炎则与 *HLA* -B 27 相关,尤其是银屑病脊柱炎,其*HLAB* 27 阳性率可达46%~78%。

(二)感染因素

早在 1916 年 Winfield 即发现扁桃体切除后银屑病能随之好转。Vasay 指出,银屑病关节炎患者抗 DNA 酶 B 抗体高于银屑病和类风湿关节炎。有报道,约 6%的银屑病关节炎患者发病前有咽部感染症状,尤以妇女、儿童为多。因此认为细菌抗原可能与银屑病关节炎的发病相关。另外,有人曾对本病伴有病毒感染的患者进行抗病毒治疗,结果银屑病关节炎的病情也可因之缓解。因此,病毒感染似乎有一定致病作用。

(三)免疫因素

大多数患者血清 IgG 和 IgA 升高,IgA 免疫复合物见于所有类型的银屑病关节炎,以严重外周关节炎型的水平更高。今年发现本病患者的滑膜组织含有 IgG 和 IgA 的浆细胞,浸润的淋巴细胞主要为 T 细胞。这些都支持免疫机制参与发病。

(四)其他

精神因素、外伤、内分泌改变、血流动力学的改变等,均可诱发或使本病加重。一般认为关节外伤可诱发银屑病关节炎。多数学者还认为微循环的改变在银屑病及银屑病关节炎发病中起着重要的作用。

二、病理

银屑病关节炎关键的病理改变发生于皮肤、滑膜、附着点、软骨和骨。其中,银屑病皮肤的特征改变包括表皮的过度增生、真皮乳头层单个核白细胞浸润、角质层中性粒细胞浸润,以及各种亚群的树突状细胞增加。滑膜炎为本病主要的病理改变,基本与类风湿关节炎相似。早期可见滑膜水肿和充血,以后滑膜增生、肥厚、绒毛形成。炎症浸润以血管周围为主,主要是淋巴细胞和浆细胞浸润,浸润的淋巴细胞主要是 T 淋巴细胞。病程较长者成纤维细胞增生,纤维化较突出,过度的纤维组织反应可引起关节融合。有学者指出,血管的改变是本病滑膜突出的病变,认为微血管的改变在银屑病关节炎的发病中起着重要作用。许多研究表明,银屑病关节炎患者病变皮肤、滑膜和关节液中 TNF-α 水平升高,不少证据表明 TNF-α 是银屑病关节炎关节中一种重要的细胞因子。附着点炎,为银屑病关节炎的特征性改变,本病最初的炎症起源于附着点并扩散到关节,但只有少数的研究关注了附着点炎。关于软骨和骨,较多研究显示在软骨-血管翳连接处存在破骨细胞,而在银屑病关节炎患者的血液循环中存在大量的破骨细胞前体。银屑病关节炎关节 X 线片也可揭示显著的骨重构改变,表现为骨吸收(簇状吸收或骨溶解、大的离心性侵蚀和铅笔帽样改变)和新骨形成(骨膜炎、骨刺或骨赘形成、骨性强直)。其新骨形成的机制尚不明确。

第三节　临床表现及体征

一、症状

本病起病隐袭,约 1/3 呈急性发作。起病前通常无明显诱因,然而少数可先有关节外伤史,然后局部出现银屑病关节炎。约 75% 银屑病关节炎患者皮疹出现在关节炎之前,同时出现者约 15%,皮疹出现在关节炎后的患者约 10%。关节症状多种多样,除四肢外周关节病变外,部分可累及脊柱。与类风湿关节炎相比,关节炎的缓解更常见、更快且更安全,但有时也可转成慢性关节炎及严重的残疾。依据临床特点,关节炎分为 5 种类型,60% 类型间可相互转化,合并存在。

(一)关节表现

1.单关节炎或少关节炎型

单关节炎或少关节炎型占 70%,以手、足远端或近端指(趾)间关节为主,膝、踝、髋、腕关节亦可受累,分布不对称,因伴发远端和近端指(趾)间关节滑膜炎和腱鞘炎,受损指(趾)可呈现典型的腊肠指(趾)炎,常伴有指(趾)甲病变。1/3~1/2此型患者可演变为多关节炎类型。

2.远端指间关节型

远端指间关节型占5%~10%,病变累及远端指间关节,为典型的银屑病关节炎,通常与银屑病指甲病变相关。

3.残毁性关节型

残毁性关节型约占5%,是银屑病关节炎的严重类型,好发于20~30岁,受累指、掌、跖骨可有骨溶解,指节为望远镜式的套叠状,关节可强直、畸形,常伴发热和骶髂关节炎,皮肤病变严重。

4.对称性多关节炎型

对称性多关节炎型占15%,病变以近端指(趾)间关节为主,可累及远端指(趾)间关节及大关节如腕、肘、膝和踝关节等。

5.脊柱病型

脊柱病型约5%,年龄大的男性多见,以脊柱和骶髂关节病变为主(常为单侧),下背痛或胸壁痛等症状可缺如或很轻,脊柱炎表现为韧带骨赘形成,严重时可引起脊柱融合,骶髂关节模糊,关节间隙狭窄甚至融合,可影响颈椎导致寰椎和轴下不全脱位。

(二)皮肤表现

皮肤银屑病变好发于头皮及四肢伸面,尤其肘、膝部位,呈散在或泛发分布,要特别注意隐藏部位的皮损如头发、会阴、臀、脐等;表现为丘疹或斑块,圆形或不规则形,表面有丰富的银白色鳞屑、去除鳞屑后为发亮的薄膜、除去薄膜可见点状出血,该特征对银屑病具有诊断意义。存在银屑病是与其他炎性关节病的重要区别,35%的患者皮肤病变的严重性和关节炎症程度有相关性。

(三)指(趾)甲表现

约80%银屑病关节炎患者有指(趾)甲病变,而无关节炎的银屑病患者指甲病变仅占20%。有炎症的远端指间关节出现顶针样凹陷是银屑病关节炎的特征性变化。其他表现有指甲脱离,甲下角化过度、增厚、横嵴及变色。

(四)其他表现

1.全身症状
少数有发热,体重减轻和贫血等。

2.系统性损害

7%～33%患者有眼部病变如结膜炎、葡萄膜炎、虹膜炎和干燥性角膜炎等，<4%患者出现主动脉瓣关闭不全，常见于疾病晚期，另有心脏肥大和传导阻滞等；肺部可见肺纤维化；胃肠道可有炎性肠病，罕见淀粉样变。

3.起止点炎

足跟痛是起止点炎的表现。特别是在跟腱和跖腱膜附着部位的起止点病。

二、体征

(一)皮肤表现

皮肤银屑病是银屑病关节炎的重要诊断依据，皮损出现在关节炎后者诊断困难，细致的病史，银屑病家族史，儿童时代的滴状银屑病，检查隐蔽部位的银屑病(如头皮、脐或肛周)和特征性放射学表现("笔帽状")可提供重要线索，但应除外其他疾病和定期随访。

(二)指(趾)甲表现

顶针样凹陷(>20个)，指甲脱离、变色、增厚、粗糙、横嵴和甲下过度角化等。指(趾)甲病变是唯一的银屑病可能发展为银屑病关节炎的临床表现。

(三)关节表现

累及一个或多个关节，以指关节，跖趾关节等手足小关节为主，远端指间关节最易受累，常呈不对称，关节僵硬、肿胀、压痛的功能障碍。

(四)脊柱表现

脊柱病变可有腰背痛和脊柱强直等症状。

第四节 辅 助 检 查

一、实验室检查

本病无特异性实验室检查，病情活动时血沉加快，C-反应蛋白增加，IgA、IgE增高，补体水平增高等；滑液呈非特异性反应，白细胞轻度增加，以中性粒细胞为主；类风湿因子阴性，5%～16%患者出现低滴度的类风湿因子；2%～16%患者抗核抗体低滴度阳性;约半数患者 HLA - B 27 阳性,且与骶髂关节和脊柱受累显著相关。

二、影像学检查

(一)检查方法

骨关节系统影像检查方法包括透视、摄片、特殊造影、计算机体层摄影(CT)和磁共振成像(MRI)。

(二)银屑病关节炎影像学表现

1.周围关节炎

骨质有破坏和增生表现。手和足的小关节呈骨性强直,指间关节破坏伴关节间隙增宽,末节指骨茎突的骨性增生及末节指骨吸收,近端指骨变尖和远端指骨骨性增生的兼有改变,造成"带帽铅笔"样畸形。受累指间关节间隙变窄,融合,强直和畸形。

2.中轴关节炎

中轴关节炎多表现为单侧骶髂关节炎,关节间隙模糊,变窄,融合。椎间隙变窄,强直,不对称性韧带骨赘形成,椎旁骨化,特点是相邻椎体的中部之间的韧带骨化形成骨桥,呈不对称分布。

第五节　诊断与鉴别诊断

一、诊断

银屑病患者有炎性关节炎表现即可诊断银屑病关节炎。因部分银屑病关节炎患者银屑病变出现在关节炎后,此类患者的诊断较困难,应注意临床和放射学线索,如有银屑病家族史,寻找隐蔽部位的银屑病变,注意受累关节部位,有无脊柱关节病等但在做出诊断前应并排除其他疾病。

关于银屑病关节炎的诊断标准,目前尚未统一,较简单而实用的标准有1973 年 Moll 和 Wright 的银屑病关节炎分类标准。①至少有 1 个关节炎并持续3 个月以上;②至少有银屑病皮损和(或)1 个指(趾)甲上有 20 个以上顶针样凹陷的小坑或甲剥离;③血清 IgM 型类风湿因子阴性(滴度<1∶80)。

二、鉴别诊断

(一)类风湿关节炎

银屑病关节炎的基本病变为滑膜炎,与类风湿关节炎颇为相似,不容易区分,受累关节滑膜同样可见绒毛增生及淋巴细胞浸润,故临床表现类似。二者均有小关节炎,但银屑病关节炎有银屑病皮损和特殊指甲病变,指(趾)炎,起止点炎,侵犯远端指间关节,类风湿因子常为阴性,特殊的 X 表现如笔帽样改变,部分患者有脊柱和骶髂关节病变,而类风湿关节炎多为对称性小关节炎,以近端指间关节和掌指关节,腕关节受累常见,可有皮下结节,类风湿因子阳性,X 线以关节侵蚀性改变为主。

(二)强直性脊柱炎

侵犯脊柱的银屑病关节炎,脊柱和骶髂关节病变不对称,可为"跳跃"式病变,发病常在年龄大的男性,症状较轻,有银屑病皮损和指甲改变,而强直性脊柱炎发病年龄较轻,无皮肤,指甲病变,脊柱,骶髂关节病变常为对称性。

(三)骨性关节炎

对于仅有远端指间关节受累的银屑病关节炎需与骨性关节炎相鉴别。骨性关节炎无银屑病皮损和指甲病变,可有赫伯登(Heberden)结节,布夏尔(Bouchard)结节,无银屑病关节炎的典型 X 线改变,发病年龄多为 50 岁以上老年人。

第六节 治疗及调护

一、治疗

银屑病关节炎目前尚无特效药物根治以及预防本病。银屑病关节炎治疗目的在于缓解疼痛和延缓关节破坏,控制皮肤损害,因人而异制订治疗方案。西医治疗本病的措施包括一般性治疗、药物治疗、外科手术治疗等,其中以药物治疗最为重要。治疗药物总体可分为 4 类:非甾体抗炎药、病情改善药物、糖皮质激素和生物制剂。

(一)一般治疗

适当休息,避免过度疲劳和关节损伤,注意关节功能锻炼,忌烟、酒和刺激性食物应避免。

(二)药物治疗

药物选择除抗疟药尚有争议外,其他与类风湿关节炎治疗相似。

1.非甾体抗炎药

非甾体抗炎药(NSAIDs)适用于轻、中度活动性关节炎者。具有抗炎、止痛、退热和消肿作用,但对皮损和关节破坏无效。治疗剂量应个体化;老年人宜选用半衰期短的 NSAIDs,对有溃疡病史的患者,宜服用选择性环氧化酶(COX)-2 抑制剂以减少胃肠道的不良反应。其主要不良反应包括胃肠道症状、肝和肾功能损害以及可能增加的心血管不良事件。

2.改善病情的抗风湿药

该类药物较 NSAIDs 起效慢,防止病情恶化及延缓关节组织的破坏。甲氨蝶呤(MTX)对皮损和关节炎均有效,可作为首选药。如单用 1 种改善病情的抗风湿药物无效时也可联合用药,以 MTX 作为联合治疗的基本药物。

3.糖皮质激素

糖皮质激素用于病情严重,一般药物治疗不能控制时。因不良反应大,突然停用可诱发严重的银屑病,且停用后易复发,因此一般不选用,也不长期使用。但也有学者认为小剂量糖皮质激素可缓解患者症状,并在改善病情的抗风湿药物起效前起"桥梁"作用。

4.生物制剂

目前在国内应用的生物制剂主要有下列两种,一类为依那西普、注射用重组人Ⅱ型肿瘤坏死因子受体-抗体融合蛋白,另一类为抗肿瘤坏死因子(TNF)-α 的单克隆抗体,包括注射用英夫利昔单抗和注射用阿达木单抗。

5.局部用药

关节腔注射长效糖皮质激素类药物适用于急性单关节或少关节炎型患者,但不应反复使用,1 年内不宜超过 4 次,同时应避开皮损处注射,过多的关节腔穿刺除了易并发感染外,还可发生类固醇晶体性关节炎。局部治疗银屑病的外用药以还原剂、角质剥脱剂以及细胞抑制剂为主。根据皮损类型、病情等进行选择。

（三）物理疗法

1.紫外线治疗

紫外线治疗主要为 B 波紫外线治疗,可以单独应用,也可以在服用光敏感药物或外涂焦油类制剂后照射 B 波紫外线,再加水疗。

2.长波紫外线照射(PUVA)治疗

PUVA 治疗即光化学疗法,包括口服光敏感药物(通常为 8-甲氧补骨脂,8-MOP),再进行 PUVA。服用 8-MOP 期间注意避免日光照射引起光感性皮炎。

3.水浴治疗

水浴治疗包括温泉浴、糠浴、中药浴、死海盐泥浸浴治疗等,有助于湿润皮肤、去除鳞屑和缓解干燥与瘙痒症状。

二、调护

中医认为潮湿环境、烟酒、刺激性食物及精神刺激均可诱发本病,因此日常的保健、调护非常重要。

（一）一般护理

1.晨僵、关节肿痛

注意防寒保暖;床上行膝关节屈伸练习。疼痛剧烈者,以卧床休息为主。

2.关节畸形

做好安全评估,如日常生活能力、跌倒/坠床等,防止跌倒或其他意外事件发生。

（二）特色护理

1.药物治疗

风寒湿痹者中药宜温服及温敷;热痹者中药宜偏凉服及凉敷。

2.生活起居

生活要规律。避免小关节长时间负重,避免不良姿势,减少弯腰、爬高、蹲起等动作。

3.情志调理

给予心理安慰,解除思想顾虑,消除精神因素,保持积极乐观的心态。

4.关节锻炼

选择太极拳、太极剑、气功等增强体质的运动,运动宜循序渐进,对因关节间隙变窄或因肌腱挛缩而造成关节运动障碍者,必须每天协助其进行被动性锻炼,以促进其功能改善或恢复。

(三)饮食调护

银屑病关节炎患者应忌烟酒,忌鱼虾海鲜、羊肉、辣椒等辛腥发散的温热之品,多食用猪肉、鸡蛋、牛奶、蔬菜及水果等低脂肪、高蛋白、丰富维生素及易消化的食物,保证饮食中的营养及能量能满足机体的需要。

第九章

成人斯蒂尔病

第一节 概 述

成人斯蒂尔病(adult onset Still disease,AOSD)是以长期持续或间歇性发热,反复出现一过性皮疹,伴有肝、脾、淋巴结肿大,贫血,白细胞增多,多发性大、中、小关节炎,肌肉病变等为主要临床表现的全身性自身免疫性疫病。近年来发病率逐渐上升,随着中西医相关研究不断深入,其早期诊断及治疗有了明显的提升。

一、发展简史

1897年,英国著名儿科医师George F.Still将儿童期发病,以高热、皮疹、脾脏、淋巴结肿大为主要临床表现的疾病称为Still病,因其临床特征不同于一般的儿童关节炎,更不像感染性疾病,而给予其这一新的名称。到1943年,Wissler发现具有上述临床特点的疾病同样可以发生在成人患者,1946年Fanconi也报道了类似病例,Wissler和Fanconi认为此病为"变应性亚败血症"(subsepsis hyperallergica)。国内自1964年起,开始使用"变应性亚败血症"或"变应性亚败"的名称。比较"变应性亚败"与"斯蒂尔病"的临床特征可以发现,二者有着惊人的相似,而发病年龄是区别二者的唯一特征,因此在1971年,Eric Bywaters又将"变应性亚败"称为"成人斯蒂尔病"。此后这一名称逐渐被接受,国内从1987年开始,统一将"变应性亚败"改称为成人斯蒂尔病(AOSD),此名称一直沿用至今。它既包括成人发病的Still病,也包括儿童期发生的Still病迁延至成人期复发的连续性病例(儿童型AOSO)。过去曾认为AOSD是类风湿关节炎的一种特殊类型,现在大多认为AOSD的发病情况、受累人群、HLA分型、关节受累特征、抗核抗体(ANA)和类风湿因子(RF)阴性以及病情预后等都与类风湿关节炎

(RA)明显不同,它们是两种不同的疾病。

二、全球及我国流行病学情况

据日本报道 AOSD 的发病率为平均每百万人口 10 例(7.3～14.7 例),新发病例为平均每年每百万人口 2～3 例。日本男性和女性的患病率则分别为 0.73/10 万和 1.47/10 万。发病年龄从 14～83 岁不等,好发于青壮年,其中 16～36 岁占75%。病程 2 个月到 14 年,无民族及地区聚集性,在世界各地都有发病。欧美报道男女患病率基本相等,法国每年每百万口人新发 2～3 例。我国尚无大规模的流行病学数据及相关报告。

第二节　病因和发病机制

本病的病因和发病机制尚不清楚,一般认为与感染、遗传和免疫异常有关。

一、感染

由于发热是 AOSD 突出的临床症状,在探索病因的时候,自然将 AOSD 与感染相联系。发热是感染最典型的临床表现,感染也是发热最常见的原因。多数患者发病前有上呼吸道感染病史,70%患者发病时有咽炎、牙龈炎、化验血清抗链球菌溶血素"O"升高,90%以上的患者有白细胞显著增高,中性粒细胞比例增高,骨髓象可见粒系增生活跃,出现细胞内毒性颗粒等。20 世纪 70～80 年代先后从 AOSD 患者牙槽中发现了链球菌,从血清中检测到葡萄球菌 A 复合物、耶尔森菌抗体、链球菌溶血素"O"抗体以及副流感病毒、腮腺炎病毒、风疹病毒、巨细胞病毒、微小病毒 B19、丙型肝炎病毒等病毒抗体。提示 AOSD 可能与感染有关,但遗憾的是未能取得一致结果。尽管 AOSD 临床表现酷似细菌性败血症,但是几乎所有被诊断的患者细菌培养均为阴性。在临床治疗中,也曾经采用各种不同的抗生素、抗病毒药来进行治疗,但是难以取得疗效。因此,已经公认AOSD 不是一种感染性疾病,血培养阴性反而成为诊断 AOSD 的必要条件。尽管如此,人们也观察到在接种乙脑、破伤风、白喉疫苗后可以诱发 AOSD 发生,提示尽管感染不是 AOSD 的本质,但是一些病原体可能参与或起动了 AOSD 的发病。

二、遗传

经研究发现,遗传背景很可能在 AOSD 的发病过程中发挥一定的作用。日本的研究小组发现,IL-18 在 AOSD 患者中成百倍地增高,而且与疾病活动正相关。这个研究小组对 IL-18 基因进行了研究,发现 AOSD、斯蒂尔病以及类风湿关节炎患者 IL-18 基因的启动子单体型与非此类疾病的患者及正常对照有显著的差异,证实了遗传背景在 AOSD 发病中的作用。也有相关报道表明成人斯蒂尔病与人类白细胞抗原中Ⅰ类抗原和Ⅱ类抗原有关,包括 *HLA -B* 8、*Bw* 35、*B* 44、*DR* 4、*DR* 5 和 *DR* 7 等。上述研究都提示本病与遗传有关,但上述 HLA 阳性位点与临床表现、诊断及治疗药物的作用均未发现明显的相关性。对支持临床诊断无特殊意义。

三、免疫异常

据相关研究报道,认为本病与免疫异常有关。AOSD 与免疫的关系在对 AOSD 的流行病学研究中发现,除预防接种外,花粉、尘埃或食物过敏都是 AOSD 的诱发因素。在 AOSD 患者中,发生药物过敏的比例明显增高。AOSD 患者存在细胞体液免疫异常。①患者血液中肿瘤坏死因子、白介素-1、白介素-2、白介素-2 受体及白介素-6 水平升高。②T 辅助细胞减少,T 抑制细胞增高及 T 淋巴细胞总数减少。疾病活动时,T 细胞受体-γ 表型阳性的 T 淋巴细胞升高,并与血清铁蛋白和 C-反应蛋白密切相关。T 细胞受体-γ 表型阳性的 T 淋巴细胞是一种新发现的 T 细胞亚群,具有分泌多种细胞因子的功能和细胞毒活性。③疾病活动时部分患者存在一些自身抗体,如抗组蛋白抗体和抗心磷脂抗体等,还有部分患者存在抗红细胞抗体和抗血小板抗体等。④血清总补体、C3 和 C4 可减低。⑤循环免疫复合物升高。在疾病活动时,血清中免疫球蛋白升高,并出现高球蛋白血症。⑥妊娠和使用雌激素可能具有诱导本病发生的作用。

因此,AOSD 可能是由于易感个体对某些外来抗原如病毒或细菌感染的过度免疫反应,造成机体细胞和体液免疫调节异常,从而出现发热/皮疹、关节痛和外周血细胞升高等一系列炎症性临床表现。

第三节 临床表现

本病临床表现复杂多样,常有多系统受累,表现为发热、皮疹、关节痛,其次为咽痛、淋巴结肿大、脾大及浆膜炎等。

一、发热

发热为本病的主要表现之一,几乎见于所有的患者。通常是突然高热,体温多超过 39 ℃,多有峰值,一般在午后或傍晚时达到高峰,一天 1 次,偶尔一天 2 次,不经处理,至早晨体温可降至正常。也有患者开始为中低热,在 2~4 周后出现高热,部分患者体温不规则,全天任何时候都可出现高热。热型以弛张热多见,其他有不规则热和稽留热等。约半数患者发热前出现畏寒,但寒战少见。热程可持续数天至数年,反复发作。发热时皮疹、咽痛、肌肉和关节疼痛症状加重,热退后皮疹可隐退,上述症状可减轻。多数患者虽然长期发热,但一般情况良好。

二、皮疹

皮疹是本病的另一主要表现,85％以上的患者在病程中出现一过性皮疹,其表现为弥漫性充血性红色斑丘疹,可伴有轻度瘙痒感,皮疹形态多变,有的患者还可呈荨麻疹、结节性红斑或出血点。一般分布于躯干和四肢伸面,也可出现于面部、手掌和足跖。皮疹出现时间无规律性,多随午后或傍晚发热时出现,并在清晨热退后消失,即昼隐夜现的特点。皮疹呈一过性,消退后一般不留痕迹,但少数可遗有大片色素沉着。部分患者在搔抓、摩擦等机械刺激后皮疹可加重或更明显,称为 Koebner 征。

三、关节和肌肉症状

关节痛和关节炎为本病的主要临床表现之一。一般起病较为隐匿,多为关节及关节周围软组织疼痛、肿胀和压痛。任何关节均可受累,最常侵犯的关节是膝关节,约占 85％;其次是腕关节,约占 74％。另外,有半数患者出现肘、踝、髋、肩、近端指间关节和跖趾关节受累,约 1/3 的患者有掌指关节受累,约 1/5 的患者影响远端指间关节。受累关节的外观和分布与类风湿关节炎相似,但本病的滑膜炎多轻微且短暂。关节液是炎性的,中性粒细胞升高,关节症状和体征往往随体温下降而缓解。部分患者在发热多天或数月后才出现关节表现。一般而言,关节周围骨质侵蚀和半脱位现象少见,大多数患者热退后不遗留关节畸形。少数多关节和近端指间关节受累者亦可发生慢性关节损害,腕掌和腕关节受累可在多年以后出现强直。少数颈椎、颞下颌关节和跖趾关节受累者也可发生关节强直。多数患者发热时出现不同程度的肌肉酸痛,少数患者出现肌无力及肌酶轻度升高。

四、咽痛

咽痛见于 50% 的患者,常在疾病的早期出现,有时存在于整个病程中。发热时咽痛出现或加重,热退后缓解。咽部检查可见咽部充血,咽后壁淋巴滤泡增生,扁桃体肿大。咽拭子培养阴性,抗生素治疗无效。

五、淋巴结肿大

本病早期往往有全身浅表淋巴结肿大,尤以腋下及腹股沟处显著,呈对称性分布,质软,有轻压痛,无粘连及大小不一。部分患者出现肺门及肠系膜淋巴结肿大,可造成腹部非固定性疼痛。肠系膜淋巴结坏死,可造成剧烈腹痛。体温正常后肿大的淋巴结缩小或消失。

六、肝脾大

约半数患者肝大,一般为轻、中度肿大,质软。约 3/4 的患者有肝功能异常,丙氨酸氨基转移酶升高。部分患者有黄疸,但碱性磷酸酶、γ-谷氨酰转肽酶、肌酸磷酸激酶一般正常。症状缓解后,肝脏可恢复正常。脾脏轻至中度大,质软,边缘光滑,疾病缓解后可恢复正常。

七、心脏损害

本病的心脏损害表现以心包病变多见,其次为心肌炎。临床表现为心悸、胸闷、心律失常和充血性心力衰竭等。心包炎一般起病隐匿,听诊可闻及心包摩擦音,超声心动图可见积液。部分患者可出现心包缩窄。心肌病变一般不影响心脏功能。

八、肺和胸膜病变

AOSD 患者可出现咳嗽、咳痰、胸闷和呼吸困难等症状。肺部损害表现为浸润性炎症、肺不张、肺出血、间质性肺炎及淀粉样变,或出现成人呼吸窘迫综合征。胸膜病变为纤维素性胸膜炎、胸腔积液和胸膜肥厚等。痰培养及胸腔积液培养阴性。部分患者由于长期应用糖皮质激素及免疫抑制剂,可出现肺部细菌感染或结核感染等。

九、腹痛

约 1/4 的患者出现腹痛或全腹不适、恶心、呕吐和腹泻等。腹痛往往由肠系膜淋巴结炎、机械性肠梗阻或腹膜炎所致,少数患者因剧烈腹痛被误认为外科急腹症而行剖腹探查术。

十、神经系统病变

本病神经系统病变少见,可累及中枢和周围神经系统,出现脑膜刺激征及脑病,包括头痛、呕吐、癫痫、脑膜脑炎、颅内高压等。脑脊液检查多数正常,偶有蛋白含量轻度升高,脑脊液培养阴性。

十一、其他表现

肾脏损害较少见,一般为轻度蛋白尿,以发热时明显。少数出现急性肾小球肾炎、肾病综合征、间质性肾炎及肾衰竭等。其他损害包括乏力、脱发、口腔溃疡、虹膜睫状体炎、视网膜炎、角膜炎,结膜炎、全眼炎、停经和弥散性血管内凝血等。少数患者病情反复发作多年后发生淀粉样变。

第四节 辅 助 检 查

一、实验室检查

(1)血常规检查:本病突出表现是 90% 以上的患者外周血白细胞总数增高,一般在 $10×10^9/L$～$20×10^9/L$,也有报告高达 $50×10^9/L$,呈类白血病反应。白细胞升高以中性粒细胞增高为主,分类一般在 0.9 以上,中性粒细胞核左移而嗜酸性粒细胞不消失。在无胃肠道失血的情况下出现持续性和进行性贫血,多为正细胞正色素性贫血,也可为小细胞低血红蛋白性贫血或大细胞正色素性贫血,个别患者表现为溶血性贫血。贫血常和疾病活动有关。半数以上的患者血小板计数高达$300×10^9/L$ 以上,疾病稳定后恢复正常。

(2)血沉明显增快,多在 100 mm/h 以上。C-反应蛋白轻度或中度升高。

(3)少数患者出现低滴度抗核抗体,免疫球蛋白和 γ-球蛋白可以升高。

(4)生化:血清丙氨酸氨基转移酶、结合胆红素和非结合胆红素均可升高,清蛋白降低,球蛋白升高,甚至血氨升高。在合并肌炎时肌酸磷酸肌酶和乳酸脱氢酶等升高。

(5)除非伴发继发感染,血培养及其他细菌学检查均为阴性。结核菌素纯蛋白衍生物试验阴性。其他微生物学培养亦阴性。

(6)骨髓象常为感染性特点,粒细胞增生活跃,核左移,胞质内有中毒颗粒及空泡变性。骨髓细菌培养阴性。

(7)值得提出的是血清铁蛋白在疾病活动期明显升高,可超过正常水平10倍以上。并与疾病活动相平行,可作为本病诊断的支持点,并可作为观察疾病活动和监测治疗效果的指标之一,病情控制后血清铁蛋白同步下降。近年有研究显示,糖化铁蛋白(GF)比值下降是成人斯蒂尔病另一个有意义的实验室指标。二糖化铁蛋白在成人斯蒂尔病的活动期和非活动期均保持在较低的水平。

二、影像学检查

X 线表现:本病的 X 线表现是非特异性的。早期可见软组织肿胀和关节附近骨质疏松,反复或持续存在的关节炎则可见关节软骨破坏及骨糜烂,在受累的关节附近骨膜下常见线状新生骨。晚期亦可出现关节间隙狭窄、关节强直及关节半脱位。常累及腕关节、膝关节和踝关节。少数患者有颈椎受累的报告。比较特征性的放射学改变是腕掌和腕间关节非糜烂性狭窄,可导致骨性强直。与类风湿关节炎比较,其发生率分别高出 6 倍及 11 倍。各种实验室及影像学检查未发现感染或肿瘤性病变。

第五节　诊断与鉴别诊断

一、诊断

目前,国内大多数研究主要采用 1992 年 Yamaguchi 诊断标准(日本标准),参考 1987 年 Reginat 诊断标准(ARA 标准)以及 1987 年 Cush 诊断标准。

现将较常用的 3 种诊断标准汇总如下。

(一)日本标准

1.主要标准

(1)发热≥39 ℃,并持续 1 周以上。

(2)关节痛持续 2 周以上。

(3)典型皮疹。

(4)白细胞计数增高$\geqslant 10 \times 10^9 / L$,包括中性粒细胞$\geqslant 80\%$。

2.次要标准

(1)咽痛。

(2)淋巴结和(或)脾大。

(3)肝功能异常。

(4)类风湿因子和抗核抗体阴性。

3.排除

(1)感染性疾病(尤其是败血症和传染性单核细胞增多症)。

(2)恶性肿瘤(尤其是恶性淋巴瘤、白血病)。

(3)风湿病(尤其是多发性动脉炎,有关节外征象的风湿性血管炎)。

具有以上主要标准和次要标准中的 5 项或 5 项以上,其中至少应有 2 项主要标准,并排除上述所列疾病,即可确诊。

(二)ARA 标准

1.主要标准

(1)持续性或间断性发热。

(2)易消失的橙红色皮疹或斑丘疹。

(3)关节炎。

(4)白细胞或中性粒细胞计数增加。

2.次要标准

咽痛、肝功能异常、淋巴结肿大、脾大,其他器官受累。

具有 4 项主要标准可确诊。具有发热、皮疹中一项主要标准,加上 1 项以上次要标准可怀疑本病。

(三)Cush 标准

1.必要条件

(1)发热$\geqslant 39$ ℃。

(2)关节疼痛或者关节炎。

(3)RF$\leqslant 1$∶80。

(4)ANA< 1∶100。

2.另外需要具备以下 4 项中的 2 项

(1)皮疹。

（2）血白细胞计数＞15×10^9/L。

（3）胸膜炎或者心包炎。

（4）肝大或者脾大或者淋巴结肿大。

二、鉴别诊断

由于本病主要是临床诊断，无特异性诊断指标，在诊断时必须排除其他伴有发热、皮疹和关节炎的疾病。①肉芽肿性疾病：结节病；克罗恩病。②各种感染：病毒感染，如乙肝病毒、风疹病毒、微小病毒、EB病毒、巨细胞病毒及HIV；细菌性心内膜炎；败血症；结核；梅毒；莱姆病。③免疫性疾病：系统性红斑狼疮；混合性结缔组织病；多种血管炎，如多动脉炎、韦格纳肉芽肿、大动脉炎、血栓性血小板减少性紫癜；反应性关节炎；赖特综合征；风湿热；结节性红斑。④骨髓增生性疾病：白血病；淋巴瘤；血管免疫母细胞性淋巴结病。⑤药物过敏。

下面列举较常见的几类疾病的鉴别要点。

（一）败血症

本病多呈弛张热，体温高峰时多在39 ℃以上，发热前有明显寒战等中毒症状，皮疹中常有出血点，体温消退后仍有倦乏、体重下降等消耗表现，经仔细检查可发现原发感染病灶，血培养或骨髓培养阳性，抗生素治疗有效。以上可作鉴别。

（二）淋巴瘤

本病可出现发热、贫血、无痛性淋巴结肿大、肝脾大及皮肤改变，易与AOSD相混淆。其特点是进行性淋巴结肿大，质韧，部分粘连，热程可呈持续性发热或周期性，热型不定；皮肤改变常为浸润性斑块、结节等；骨髓穿刺及多部位淋巴结或皮肤活检可证实诊断。

（三）系统性红斑狼疮

本病以多系统损害为主要表现，女性多见，常有发热、皮疹、关节炎、肌痛、肝脾大及淋巴结肿大、心包炎、蛋白尿等，血液中白细胞减少，存在多种自身抗体，如抗核抗体、抗双链DNA抗体、抗Sm抗体、抗核糖体抗体等。总补体、C3、C4下降，循环免疫复合物、多种球蛋白升高等。淋巴结活检多为非特异性炎症，必要时多次重复自身抗体检查、注意内脏损害，以协助诊断。在排除其他疾病后，试用糖皮质激素治疗有效，也能帮助诊断。

第六节　治疗及调护

一、治疗

由于本病的病程长短不一,病变累及部位不同,治疗药物剂量不同,疾病引起并发症不同,以及缺乏对照观察等,本病治疗效果的评价比较困难,本病的治疗主要包括非甾体抗炎药、糖皮质激素、细胞毒药物、慢作用药物及生物制剂治疗。

(一)非甾体抗炎药

非甾体抗炎药对部分患者能取得良好疗效,如控制发热,减轻全身症状和关节炎症。但不能完全控制多数患者的高热和皮疹,且应用剂量较大,常引起严重的不良反应,包括胃肠道出血、溃疡和肝脏损害等,还有弥散性血管内凝血的报道,故使用本类药物要严格掌握适应证、剂量及使用时间。可用洛索洛芬钠片60 mg,3 次/天,双氯芬酸钠缓释片 75 mg,2 次/天等,作为临时退热药物。

(二)糖皮质激素

糖皮质激素是治疗本病的主要药物,当出现下列情况时,应及时应用糖皮质激素。如非甾体类药物疗效不佳或出现严重并发症、肝功能异常、大量心包积液、心肌炎、肺炎、血管内凝血或其他脏器损害等。对于多数患者来说,泼尼松一般开始剂量为 0.5~1.0 mg/(kg·d),有些患者剂量需要 1~2 mg/(kg·d)方能有效,足量的糖皮质激素可在第 2 天或 1 周内控制发热、皮疹和关节痛等症状,但使实验室指标恢复正常往往需要较长时间。应待症状消失及实验室指标正常后再开始缓慢减少泼尼松剂量,每 1~2 周减药 2.5~5 mg,后期减药更要谨慎,最后用有效的小剂量维持较长一段时间。一般认为早期应足量,必要时治疗初期可以应用甲泼尼龙或氢化可的松等静脉冲击治疗急重症患者,待病情平稳后再换成口服制剂,维持较长时间。减量过早过快易出现病情反复。对需要长期大剂量应用糖皮质激素才能控制全身症状及关节炎症者,可加用慢作用药物或免疫抑制剂。

(三)免疫抑制剂及慢作用药物

为了增强疗效,减少糖皮质激素用量和不良反应,在病情基本控制后可并用小剂量免疫抑制剂,如环磷酰胺、硫唑嘌呤、雷公藤总苷(片)等,如环磷酰胺50 mg,1～3 次/天或硫唑嘌呤 50 mg,1～3 次/天,雷公藤总苷(片)10～20 mg,3 次/天等,应用 8～10 周,注意药物不良反应;推荐应用环磷酰胺或雷公藤总苷(片),疗效较好,而不良反应较小。最近开始应用每周小剂量甲氨蝶呤治疗成人斯蒂尔病的慢性关节炎和慢性全身性病变,取得良好疗效。尽管甲氨蝶呤可能存在潜在的肝毒性和血液系统毒性等,但只要在一定剂量范围内并注意观察和检查,本药应用是安全的。应用激素加免疫抑制剂治疗时,感染机会明显增加需引起重视,以慢性关节炎为特点的本病患者宜尽早应用甲氨蝶呤、氯喹、青霉胺或柳氮磺吡啶等改善病情药物。另外,氯喹可以治疗轻微的全身性病变,如乏力、发热、皮疹。

(四)其他药物

对于严重的成人斯蒂尔病患者可试用大剂量免疫球蛋白静脉注射或环孢素治疗。静脉注射用免疫球蛋白 200～400 mg/(kg·d),静脉注射连续 3～5 天,必要时 4 周重复。近 10 年来,风湿免疫领域最大的进展是生物制剂的应用,现阶段临床上常用于治疗风湿免疫疾病的生物制剂包括以下几种。①肿瘤坏死因子-α(TNF-α)抑制剂:依那西普、英夫利昔单抗等;②IL-6 抑制剂:托珠单抗;③B 细胞清除剂:利妥昔单抗;④IL-1 受体拮抗剂:阿那白滞素;⑤T 细胞抑制剂:阿巴西普。国外有报道对常规治疗无效的患者应用肿瘤坏死因子-α 抑制剂如沙利度胺和英夫利昔单抗等取得了良好疗效。各种药物功效相似,且单独应用疗效不比单独应用甲氨蝶呤差,但是如果甲氨蝶呤和生物制剂联合使用,控制病情效率极为显著,还能够对关节炎起到延缓作用,成为生物缓解病情的代表。对成人斯蒂尔病应用该药,对因为炎症而造成的周期性发热十分有效。在使用生物制剂进行风湿免疫治疗过程中,应特别强调安全性问题,注重用药前的风险评估和方案筛查。在使用生物制剂过程中,一些不良反应可能会随着治疗时间延长而出现,如变态反应、感染、恶性肿瘤以及自身免疫反应等,对于这些问题,广大医护人员必须及时停药并采取相应的治疗措施。

用药过程中,应密切观察所用药物的不良反应,如定期观察血象、血沉、肝肾功能。还可定期观察铁蛋白(SF),如临床症状和体征消失,血象正常、血沉正常,SF 下降至正常水平,则提示病情缓解。病情缓解后首先要减停糖皮质激素,但为继续控制病情防止复发,改善病情的抗风湿药物应继续应用较长时间,但剂量可酌减。

二、调护

(一)一般护理

(1)消除和减少或避免发病因素,改善生活环境空间,养成良好的生活习惯,防止感染,注意饮食卫生,合理膳食调配。

(2)注意锻炼身体,增加机体抗病能力,不要过度疲劳、过度消耗,戒烟戒酒。

(3)早发现早诊断早治疗,树立战胜疾病的信心,坚持治疗。

(二)特色护理

1.发热护理

根据发热的特点给予护理,高热时指导患者卧床休息,监测体温,根据实际情况给予处理,嘱患者适量饮水和进食水果等含维生素丰富食物,保证营养,保持床单元平整舒适,保持衣服柔软干燥,避免因受凉加重病情。

2.皮疹护理

皮疹常与发热伴随,应该指导患者避免搔抓皮肤,温水清洗,保持皮肤清洁,避免使用刺激性清洁用品及化妆品,衣着宜宽松柔软的棉质内衣,避免化纤类衣物。

3.关节疼痛护理

AOSD多侵犯大关节尤以膝关节最早出现疼痛症状,关节疼痛时患者活动受限,活动困难。给予患者生活护理,指导患者保持关节功能体位,避免受压,可予红外线、微波等理疗,给予镇痛药物缓解关节疼痛,疼痛缓解后可协助患者适度活动。

4.心理护理

患者因为长期反复发热,活动不便,心情焦虑、烦躁,易对治疗失去信心,应做好疾病健康教育,耐心向患者讲解疾病相关知识,对患者的病情,症状发生的原因,检查治疗的目的和意义给予充分讲解,取得患者的信任,同时鼓励患者树立良好的心态,积极配合医院的治疗方案,争取用最佳的心态取得最好的治疗效果。

5.用药护理

糖皮质激素为治疗成人斯蒂尔病的首选药物,不良反应较多,患者多有使用糖皮质激素的恐惧感,担心药物不良反应,担心一旦使用难以撤掉。应充分与患者沟通,讲解用药的目的,取得患者配合。同时在使用过程中,注意观察病情及药物的作用、不良反应,严格掌握给药时间和给药剂量,按时用药。定期检测尿常规、大便常规、血常规、肝肾功能、电解质等,发现异常及时处理。

(三)饮食调护

合理膳食。饮食宜清淡、易消化,进食高蛋白、高维生素、含钾和钙丰富、易消化、无刺激性饮食,忌用油腻辛辣之品;可以用西瓜汁、梨汁或用鲜芦根煎水代茶饮,亦可食用甘润多汁的瓜果;高热不退者可用温水、薄荷水擦浴。

三、预后

多数患者的预后良好,1/5 的患者在一年内可获缓解,1/3 的患者反复 1 次后病情完全缓解,其余的患者表现为慢性病程,主要是慢性关节炎。不同患者病情、病程呈多样性,反映本病的异质性。少部分患者一次发作缓解后不再发作,40%～50%的患者有自限倾向。而多数患者缓解后易反复发作。还有慢性持续活动的类型,最终出现慢性关节炎,有软骨和骨质破坏,酷似类风湿关节炎。少数患者累及脏腑,预后较差。

第十章

血 管 炎

第一节 大 动 脉 炎

大动脉炎又称高安病,是指主动脉及其分支的慢性进行性炎症引起血管不同部位的狭窄或闭塞,少数患者可出现动脉扩张或动脉瘤。大动脉炎主要累及主动脉、主动脉弓及其分支,升主动脉、腹主动脉、锁骨下动脉、肾动脉、肺动脉等,其中以头臂动脉、肾动脉、胸腹主动脉以及肠系膜上动脉为好发部位。腹主动脉伴肾动脉受累者占绝大多数。本病好发于青年女性,以 10～30 岁起病较多,平均年龄 22 岁。

一、病因和发病机制

本病病因未明,一般认为与自身免疫有关,虽在某些患者可查到抗大动脉基质抗体,但迄今仍未能获得此类抗体可直接导致大动脉炎的证据。另外本病可能与内分泌异常以及遗传因素等因素亦有相关性。

二、病理和免疫病理

病变血管早期表现为血管外膜和外层的肉芽肿性炎症,逐渐发展至血管全层。可见淋巴细胞、浆细胞、巨噬细胞、组织细胞等浸润,使内外弹力层等正常血管结构破坏,最终使内膜增厚、纤维组织增生,管腔有不同程度狭窄,并常常导致血栓形成。由于中层弹力纤维及平滑肌断裂、坏死,内膜增厚纤维化,中外膜缩窄,引致动脉管腔狭窄和闭塞,在局部血流动力学的影响下病变处可形成动脉扩张,以致形成动脉瘤。

三、临床表现

本病可急性发作,表现为发热、肌痛、关节肿痛、食欲减退、厌食、体重减轻等,部分患者呈隐匿性起病,直至血管狭窄、闭塞才出现症状。临床上根据血管累及的不同部位,分为4种类型。

(一)头臂动脉型(主动脉弓综合征)

颈动脉和椎动脉狭窄和闭塞引起头部缺血,出现头痛、眩晕、记忆力减退,咀嚼无力或疼痛,严重者可有反复晕厥,抽搐、失语、偏瘫或昏迷。锁骨下动脉受累导致上肢缺血,可出现单侧或双侧上肢无力、酸痛、麻木、发凉,甚至肌肉萎缩。少数患者可出现锁骨下动脉窃血综合征,可于上肢活动时出现一过性头晕或者晕厥。查体时可以发现颈动脉、肱动脉、桡动脉搏动减弱或消失,约半数患者于颈部或锁骨上窝可听到Ⅱ级以上收缩期血管杂音,少数伴有震颤。

(二)主动脉型或肾动脉型

病变主要在腹主动脉和肾动脉,出现肾性高血压,有头痛、头晕、心悸,下肢出现乏力、发凉、酸痛和间歇性跛行等症状,少数患者可以发生心绞痛或者心肌梗死。高血压为本病最重要的临床表现,尤以舒张压升高,舒张压升高与肾动脉狭窄程度呈正相关。约80%的患者于脐上部可闻及高调的收缩期血管杂音,单侧或双侧肾动脉狭窄可在脐一侧或两侧闻及杂音,但腹部血管杂音并非肾动脉狭窄的特异性体征,未闻及血管杂音,不能除外肾动脉狭窄的可能。上下肢收缩压差:用血压计测压时,正常的下肢动脉收缩压水平较上肢高2.7～5.3 kPa(20～40 mmHg),如果上下肢收缩压差<2.7 kPa(20 mmHg),则主动脉系统可能有狭窄存在。

(三)广泛型

具有上述两种类型的特征,病变广泛,部位多发,本型病情一般较重。

(四)肺动脉型

上述4种类型均可合并肺动脉受累,尚未发现单纯肺动脉受累者,患者常有肺动脉高压的表现,如心悸,气短,肺动脉办区可闻及收缩期杂音和肺动脉瓣第二音亢进。

四、实验室及辅助检查

(一)化验室检查

急性期约有1/3患者出现轻度贫血、白细胞增高。CRP增快,ESR增快。血清抗主动脉抗体阳性,其阳性率可高达90%,丙种球蛋白升高。ESR和CRP是反映病情活动的重要指标。

(二)胸部 X 线检查

心脏改变:约 1/3 的患者有不同程度的心脏扩大,多为轻度左心室扩大,原因是高血压引起的后负荷增加以及主动脉办关闭不全或冠状动脉病变引起的心肌损害所致。

胸主动脉改变:常为升主动脉或主动脉弓降部的膨隆、扩张、甚至瘤样扩张,降主动脉尤以中下段变细及搏动减弱,是胸降主动脉广泛狭窄的重要指征。

(三)心电图检查

约半数患者为左心室肥厚,高电压。少数患者有 ST 段改变,重者有心肌梗死改变。极少数患者出现右心室肥厚。

(四)眼底检查

可发现本病眼底特征性改变。这种特征性改变分为 3 期。

(1)血管扩张期,视盘发红,动静脉扩张,血管增生,但虹膜玻璃体正常。

(2)吻合期,瞳孔散大,反应消失,虹膜萎缩,视网膜动静脉吻合形成,周边血管消失。

(3)并发症期,表现为白内障,视网膜出血、剥离等。

(五)血管造影

血管造影为明确诊断的最重要检查。可见主动脉及其分支受累部位的血管管腔狭窄或狭窄后扩张,动脉瘤形成,甚至闭塞。

(六)其他

本病还可以出现肺功能异常,动脉超声示主动脉及其分支狭窄,闭塞等,结合临床,均可提示本病存在之可能。

五、诊断要点

(一)诊断线索

对于 10~40 岁的女性若是出现以下症状,应怀疑本病。

(1)单侧或双侧肢体出现缺血症状,伴有动脉搏动减弱或者消失,血压降低或者测不到。双上肢血压差>1.3 kPa(10 mmHg)时应注意本病之可能。

(2)脑动脉缺血症状,单侧或者双侧颈动脉搏动减弱或者消失以及颈部血管杂音者。

(3)近期发生的原因不明的高血压或顽固性高血压。伴有上腹部 2 级以上的无其他病因的高调血管性杂音。

(4)不明原因发热,以低热为主,伴有血管杂音,四肢脉搏有异常改变者。

(5)无脉和眼底血管改变者。

对于出现以上症状患者,应行动脉造影检查,结合临床,以明确诊断。

(二)诊断标准

采用 1990 年美国风湿病学会的分类标准。

(1)发病年龄不超过 40 岁,出现症状或体征时的年龄不足 40 岁。

(2)肢体间歇性跛行,活动时一个或更多肢体出现乏力、不适或症状加重,尤以上肢明显。

(3)肱动脉搏动减弱,一侧或双侧肱动脉搏动减弱。

(4)血压差>1.3 kPa(10 mmHg),双侧上臂收缩压差>1.3 kPa(10 mmHg)。

(5)锁骨下动脉或主动脉杂音,一侧或双侧锁骨下动脉或腹主动脉闻及杂音。

(6)动脉造影异常,主动脉一级分支或大动脉狭窄或闭塞,病变常为局灶或节段性,且不是由动脉硬化,纤维肌发育不良等原因引起。

符合上述 6 项中的 3 项者可诊断本病。

(三)鉴别诊断

本病主要与先天性主动脉狭窄、动脉粥样硬化、血栓闭塞性脉管炎、白塞病、结节性多动脉炎等疾病鉴别。

1.肾动脉纤维肌性结构不良

本病好发于女性,病变多累及肾动脉远端及其分支,可呈串珠样改变,以右肾动脉受累多见,但主动脉受累少见。上腹部很少听到血管杂音。没有大动脉炎的典型临床表现。

2.动脉粥样硬化

本病见于年龄较大的患者,以男性好发,无大动脉炎的临床表现,但是血管造影可出现髂、股动脉以及腹主动脉的粥样硬化的病变,可有管腔狭窄,但本病很少累及腹主动脉的分支。

3.先天性主动脉办狭窄

本病与大动脉炎累及胸降主动脉狭窄所致的高血压易混淆,前者多见于男性,血管杂音位置较高,限于心前区及背部,腹部听不到杂音,全身无炎症活动表现,造影可以显示病变部位狭窄。

4.血栓性闭塞性脉管炎

血栓性闭塞性脉管炎为周围血管慢性闭塞性病变,主要累及四肢中小动脉以及静脉,下肢常见,年轻男性多见,多伴有吸烟史,临床表现为肢体缺血,剧烈疼痛以及间歇性跛行,足背动脉搏动减弱或者消失,游走性表浅动脉炎,重症患者可出现下肢溃疡和坏死。本病可形成血栓造成腹主动脉以及肾动脉受累而导致高血压,故需要与大动脉炎所出现的高血压鉴别,必要时可行血管造影,两者可鉴别。

5.结节性多动脉炎

病变以累及内脏中小动静脉为主,如累及肾动脉可致高血压,两者需鉴别。结节性多动脉炎为系统性、坏死性血管炎,很少累及大血管,结节性多动脉炎常与乙肝病毒感染有关,肾功能损伤明显,血管造影常发现肾脏、肝脏、肠系膜及其他脏器的中小动脉有微小动脉瘤样扩张和节段性狭窄。而大动脉炎与乙肝病毒感染无明确关系,血管造影可见主动脉及其分支受累部位的血管管腔狭窄或狭窄后扩张,动脉瘤形成,甚至管腔闭塞。

六、治疗

(一)一般治疗

注意休息,对于出现血压增高的患者应注意饮食,限盐。

(二)药物治疗

1.糖皮质激素(简称激素)

急性活动期可用泼尼松 0.5~1 mg/(kg·d),1 次或分次口服,病情缓解后,维持 3~4 周后逐渐减量。病情较重者静脉滴注甲泼尼龙 1 g/d,应用 3~5 天。当症状减轻,ESR 及 CRP 下降,再改为泼尼松0.5~1 mg/(kg·d),症状控制后,逐渐减量至最低有效维持量。

2.免疫抑制剂

可选用甲氨蝶呤(MTX)10~20 mg/w,或环磷酰胺(CTX)200~400 mg/w治疗,适合于激素疗效差,病情反复活动,激素减量的患者,或伴有明显脏器损伤的患者。也可与糖皮质激素合用,提高疗效,减少激素的剂量及不良反应。但长期应用注意白细胞减少、肝肾功能异常等不良反应。雷公藤多苷,具有明确的抗炎以及免疫抑制作用,其抗炎及免疫抑制作用与糖皮质激素作用相似,但是不良反应比激素少,对于应用激素效果差的患者可选用,如与激素合用,则会提高疗效,而且有助于减少激素的不良反应以及用量。一般 30~60 mg/d,每天 3 次,长期应用注意其不良反应如白细胞减少,肝肾功能的异常,由于该药可以影响生殖系统,育龄期尤其是尚未生育的青年患者应谨慎,避免长期应用,一般不超过3个月。另外硫唑嘌呤、环孢素 A(CsA)等亦可选用。

3.降压药物治疗

出现高血压的患者,对于单侧肾动脉狭窄,无手术或者扩张术指征的患者可选用 ACEI 类降压药物治疗。但要注意尿蛋白以及肾功能变化。

4.扩张血管以及改善微循环

应用 706 羧甲淀粉,每天 1 次,2～3 周为 1 个疗程,可使血液黏稠度下降,减低红细胞聚集,延长凝血时间。另外亦选用川芎嗪等药物治疗。

5.抗凝治疗

本病可出现血栓形成,故可应用阿司匹林或双嘧达莫等药物以防止血栓形成。

(三)外科治疗

外科治疗的目的是缓解高血压,防止肾脏萎缩以及肾衰竭,减少并发症。对单侧或双侧肾动脉狭窄所致的肾性高血压,可行血管重建术。肾动脉成形术:可用于治疗累及肾动脉导致肾动脉狭窄而致肾性高血压的患者。其适应证有以下几种情况。

(1)上肢舒张压＞12.7 kPa(95 mmHg)。若上肢无脉,则以下肢为主。

(2)单侧或双侧肾动脉主干以及主要分支管径狭窄,而不伴有明显肾萎缩者。

(3)肾动脉狭窄远近端收缩压差＞4.0 kPa (30 mmHg)或平均压＞2.7 kPa (20 mmHg)者。

(4)肾静脉肾素比值(RVRR)＞1.5,健侧肾静脉/下腔静脉肾素活性比值(RcCRR)＜1.3 及健侧肾静脉-下腔静脉/下腔静脉肾素活性比值(Rc-C/C)＜0.24者。

(5)肾动脉无钙化者。患侧肾脏已明显萎缩,肾功能严重受损或肾动脉分支病变广泛者,行肾切除术。

七、预后

主要取决于并发症及高血压的程度,本病属于慢性、进行性血管病变,由于受累动脉的侧支循环非常丰富,大多数患者预后较好,可参加一般工作。据文献报道,无并发症的患者95％生存15年以上。死亡原因主要是脑出血、肾衰竭、心力衰竭、急性心肌梗死、主动脉夹层和假性动脉瘤破裂。

第二节　结节性多动脉炎

结节性多动脉炎(PAN)是一种主要影响中小动脉的坏死性、炎症性疾病,因受累动脉出现炎性渗出及增殖形成节段性结节,故称为结节性多动脉炎。轻者可呈局限性或者自愈,重者进行性加重,甚至死亡。本病全身各组织器官均可受累,以肾脏、皮肤、心脏、神经最为常见。PAN可以是原发,也可以继发于某些疾病,如类风湿关节炎(RA)、干燥综合征(SS)等。

一、病因和发病机制

本病病因不明确,可能与微生物感染,药物等因素有关。而其中,许多资料表明病毒可能是本病的重要致病因素,如甲肝,乙肝,丙肝,HIV等与本病的关系均有报道。当病毒等微生物或其他致病因子引起免疫反应,从而形成免疫复合物,沉积于血管壁,导致血管损伤。

二、病理和免疫病理

本病主要累积中小动脉,少数亦可累及细小动脉和静脉。病变主要发生于血管分叉和动脉分支处。且有局灶性节段性分布的倾向。病变早期主要是内膜水肿,内皮细胞脱落,动脉中层肌纤维肿胀,内膜和中层发生纤维素样坏死。多种炎症细胞浸润,包括嗜中性粒细胞,淋巴细胞以及嗜酸性粒细胞。病变侵及动脉全层,内膜增厚,内弹力层断裂。肌层变性,外膜受累。血管壁正常结构被破坏,造成动脉瘤样扩张,破裂,血栓形成,内膜增厚,血管腔狭窄,闭塞,使组织缺血甚至梗死。病变晚期,出现炎症消退,炎症部位纤维化。

三、临床表现

本病为系统性疾病,病变广泛且临床表现多样性。主要有以下表现。

(一)全身症状

发热,可呈持续性或间歇性,体温可高达39.0 ℃以上,也可为低热。常伴有全身不适、乏力、头痛、食欲缺乏和体重减轻等。

(二)皮肤

20%～30%患者常有皮肤损害,如网状青斑、紫癜、溃疡、远端指(趾)缺血性改变,部分患者伴有雷诺现象,也可出现皮下结节,大小不等,多沿血管分布。皮肤型多动脉炎血管病变多局限于皮肤及皮下组织。极少累及内脏。

(三)关节和肌肉

关节炎和关节痛有时为本病的早期症状,约 50%患者出现关节症状,表现常呈非对称性、多发性,无关节畸形,不遗留关节损害,症状可类似 RA,但滑膜检查正常。骨骼肌中小动脉受累,常表现为多发性肌痛和间歇性跛行。

(四)肾脏

大多数患者都伴有不同程度的肾脏损伤。临床上可以出现蛋白尿、血尿及各种管型,也可出现高血压及急性肾衰竭,高血压又加重了肾脏,心脏及脑血管的损害,尿毒症常为本病的死亡原因之一。

(五)神经系统

有时为 PAN 的首发表现,常出现周围神经炎的症状,如感觉异常,麻木、疼痛、四肢末端呈手套或袜套样改变,也可出现运动障碍,四肢均可受累,以多发性单神经炎最为常见。周围神经损伤受累主要表现单神经炎,多发性单神经炎以及多发性神经炎。其中以多发性单神经炎最为常见。约 50%患者可出现中枢神经的临床表现,如头痛、精神障碍、偏瘫、癫痫发作、脑出血等,但脊髓受累少见。

(六)消化系统

腹痛最为常见,弥漫性腹痛多见于肠系膜动脉炎引致肠系膜动脉栓塞,出现黑便、血便、不完全肠梗阻等表现,胆囊动脉炎可致急性坏死性胆囊炎,胰腺动脉炎可致坏死性胰腺炎,肝脏受累表现为黄疸、转氨酶升高。

(七)心血管系统

以冠状动脉炎多见,引起心绞痛,甚至心肌梗死,各种心律失常均可出现,主要为室上性心动过速及传导阻滞。

(八)其他

系统受累约 80%男性患者附睾以及睾丸受累,但临床症状一般不明显。肺可受累,但少见。眼部可出现中心视网膜阻塞、视盘水肿、虹膜炎、巩膜炎等。

四、实验室及辅助检查

(一)化验室检查

无特异性指标,血常规可出现白细胞总数及中性粒细胞增高,尿常规以蛋白尿,镜下血尿及肉眼血尿常见,亦可出现颗粒管型,细胞管型,蜡样管型。肾功能检查可出现血肌酐升高,肌酐清除率下降。ESR 增快、CRP 升高,RF 阴性或低滴度阳性、冷球蛋白阳性、丙种球蛋白增高,总补体及补体 C3 下降等,但抗核抗体(ANA)一般阴性。若阳性,一般为低滴度。30%患者出现乙型肝炎病毒抗原或抗体。

(二)病理活检

有重要的诊断意义,皮损部位、睾丸、周围神经、肌组织活检阳性率较高,因本病病变呈节段性分布,应尽可能多部位活检。

(三)血管造影

对诊断帮助很大,常发现肾脏、肝脏,肠系膜及其他脏器的中小动脉有微小动脉瘤样扩张和节段性狭窄。

(四)其他检查

心电图可发现各种心律失常。腹部超声有助于发现肝、胰以及肾脏病变。头颅 CT 有助于对出现神经系统症状患者做出判断。

五、诊断要点

(一)诊断标准

目前尚无统一标准,多采用 1990 年美国风湿病学会关于结节性多动脉炎的分类标准。

1.体重下降

不低于 4 kg,无节食或其他原因所致。

2.网状青斑

肢体或躯干皮肤点状或网状青斑。

3.睾丸疼痛或压痛

并非由感染、创伤或其他因素所致。

4.肌痛、无力或下肢压痛

弥漫性肌痛(肩带或骨盆带肌除外)或肌无力或下肢肌肉压痛。

5.单发或多发神经炎

单神经病变或多发单神经病变或多发性神经炎。

6.舒张压不低于 12.0 kPa(90 mmHg)

舒张压不低于 12.0 kPa(90 mmHg)的高血压。

7.尿素氮或肌酐升高

并非因脱水或梗阻而致的血尿素氮（BUN）＞14.3 μmol/L 或肌酐（Cr）＞132.7 μmol/L。

8.乙型肝炎病毒

血清中存在乙型肝炎病毒抗原或抗体。

9.动脉造影异常

动脉造影显示内脏动脉瘤或闭塞,并非由动脉硬化、肌纤维发育不良或其他非炎症因素所致。

10.中小动脉活检

病理示动脉壁有中性粒细胞和单核细胞浸润。

上述 10 条中至少有 3 条,才能诊断 PAN,其敏感性为 82.2%,特异性为86.6%。

(二)鉴别诊断

1.继发性 PAN

许多疾病如系统性红斑狼疮、类风湿关节炎、干燥综合征及少数毛细胞白血病等均可合并 PAN。其血管炎的临床表现以及血管炎的特点与 PAN 表现相似,但上述疾病各自有各自的疾病特征,故鉴别不难。

2.Churg-Strauss 综合征(CSS)

本病主要受累器官为肺、心、肾、皮肤和外周神经。多数患者外周血嗜酸性粒细胞增多,伴有哮喘或变应性鼻炎。病理表现为组织及血管壁大量的嗜酸性粒细胞浸润,小血管周围多发的肉芽肿形成,节段性纤维素样坏死性血管炎。

3.韦格纳肉芽肿(WG)

韦格纳肉芽肿可发生于任何年龄,无性别差异,临床常表现为鼻和鼻窦炎、肺病变和进行性肾衰竭。病理呈以非干酪样坏死性炎性肉芽肿为基础病理,伴有多种炎性细胞浸润以及节段性坏死性血管炎或者肺毛细血管炎。

4.大动脉炎

绝大多数发生在育龄妇女,主要受累为弹力及肌性大动脉。血管造影可见主动脉及其常见的风湿病分支受累部位的血管管腔狭窄或狭窄后扩张,动脉瘤形成,甚至管腔闭塞。

5.过敏性紫癜

本病实际属于过敏性血管炎的一种类型,多见于儿童以及青年,多累及皮肤,消化道,肾脏和关节。故临床上可分为皮肤型,腹型,肾型,关节型以及混合型 5 种类型,主要侵犯小动脉,病理可见淋巴细胞浸润,偶尔有肉芽肿形成,可见到 IgA 免疫复合物在受累部位的沉积。

6.过敏性血管炎

患者常有药物,化学物质过敏史,疫苗接种史以及潜在肿瘤。主要累及皮肤,极少见于内脏损伤以及关节炎。可以出现间质性肾炎,心肌炎,肝炎,主要为细小血管受损,病理可见白细胞裂解以及淋巴细胞浸润,偶尔有肉芽肿形成。临床上要注意与皮肤型的结节性多动脉炎鉴别。

7.巨细胞动脉炎

本病多见于老年人,头痛为其主要症状,主要累及颞动脉,极少见于其他血管受累,据此可与 PAN 做鉴别。病理可见动脉受损呈局限性,节段性分布,形成跳跃征象。动脉全层呈坏死性炎症反应,有肉芽肿形成,不含或含数量不等的巨细胞。

8.其他疾病的鉴别

如恶性肿瘤,败血症,有高血压时应注意与原发性高血压和其他继发的高血压鉴别,肾脏损伤时要注意与肾小球肾炎、肾病综合征等鉴别。

六、治疗

(一)一般治疗

注意休息,去除感染灶,避免应用过敏药物,有原发病则积极治疗原发病。

(二)激素

激素是治疗 PAN 的首选药物,及早使用可以改善预后,常用泼尼松 1 mg/(kg,d),或琥珀酸氢化可的松 200～300 mg/d,如临床症状改善,实验室指标好转,治疗 1 个月后减量,减量时应减 5～10 mg/1～2 周,当总剂量减至15 mg时,应注意减慢速度。较重的患者可用甲泼尼龙冲击,1 g/d,连用3～5 天,停用后按1 mg/(kg·d)应用,可取得较好的疗效。但治疗期间应注意激素的不良反应,如水钠潴留、血压增高、骨质疏松、继发感染、类固醇性糖尿病、低钾血症等。

(三)免疫抑制剂

免疫抑制剂同激素合用可提高疗效,多采用环磷酰胺(CTX),常静脉给药,200～400 mg/w,或每月 1 000 mg,也可 2 mg/(kg·d)口服。持续应用 1 年至病情缓解逐渐减量,或应用间隔时间延长,但要注意环磷酰胺不良反应,主要为骨髓抑制,出血性膀胱炎,肝功能异常,生殖系统异常,肺间质纤维化,远期致肿瘤等,治疗期间应注意观察不良反应,如每次应用环磷酰胺时白细胞数不低于 3.0×10^9 g/L。而且应注意药物的不良反应与病情复发之间的鉴别。另外也可选用其他免疫抑制剂如甲氨蝶呤(MTX)、硫唑嘌呤、环孢素 A(CsA)等,使用期间也要注意其不良反应。

(四)其他控制病情药物

对于上述药物治疗效果差的患者,可选用以下药物或方法亦可获得一定疗效、如静脉注射丙种球蛋白,如病情较重,内脏受累多,可试用血浆置换。

(五)其他相关药物

因病程中常有血栓形成,导致血管栓塞,常加用阿司匹林、双嘧达莫等抗凝药物。如出现血管狭窄,可应用扩张血管药物。

七、预后

PAN 是一种进行性、多系统损害的严重疾病,未经治疗的患者预后差,死亡原因常为肾衰竭、心力衰竭及脑血管意外,高血压可加重心、脑、肾的损害。用激素和免疫抑制剂治疗后,5 年生存率已达 90%,故尽早诊断、及时治疗可明显改善患者的预后。

第三节 过敏性紫癜

过敏性紫癜(AP)是常见的毛细血管变态反应疾病,主要病理基础为广泛的毛细血管炎,以皮肤紫癜、消化道黏膜出血、关节肿胀疼痛和肾炎等症状为主要临床表现,少数患者还伴有血管神经性水肿。部分患者再次接触变应原可反复发作。肾脏受累的程度及转归是决定预后的重要因素。过敏性紫癜可发生于任何年龄,以儿童及青少年为多见,尤以学龄前及学龄期儿童发病者多,1 岁以内婴儿少见,男性多于女性,为(2~4):1。

本病四季均可发病,以春秋季发病居多。过敏性紫癜是常见的出血性疾病,近年来,过敏性紫癜的患病率有增高的趋势,可自愈,但可复发,并有约 5% 患者死于肾衰竭、中枢神经系统并发症等,严重威胁人们的健康。过敏性紫癜有单纯皮肤型、腹型、肾型、关节型。

一、病因

过敏可由于多种因素引起,但对每一具体病例寻找其确切病因往往有一定的难度。

(一)感染

细菌、病毒,特别是寄生虫等最为多见。

(二)食物

如鱼、虾、蛋、乳等蛋白质。

(三)药物

抗生素、磺胺类、解热镇痛剂、镇静止惊药等。

(四)其他

花粉、虫咬、预防接种等都有可能是本病的诱发因素。

二、发病机制

过敏性紫癜属于自身免疫性疾病,由于机体对某些过敏物质发生超敏反应而引起毛细血管的通透性和脆性增高,导致皮下组织、黏膜及内脏器官出血及水肿。本病的病变范围相当广泛,可累及皮肤、关节、胃肠道、肾脏、心脏、胸膜、呼吸器官、中枢神经系统、胰腺、睾丸等。本病存在遗传好发倾向,有关遗传学研究提示:携带 HLA -A 2、A 11、B 35 基因及 HLA -A 1、B 49、B 50 基因的缺失可能是过敏性紫癜发病的易感因素。

IgA 尤其是 IgA1 亚类在过敏性紫癜的发病中起着重要作用。近期研究发现,IgA 免疫复合物沉积的因素并非单纯由于其分泌水平增高,很大程度是因 IgA1 的结构存在异常,由于 IgA1 在铰链区终末端缺乏半乳糖残基,致使异常的 IgA1 无法被肝细胞去唾液酸糖蛋白受体清除,导致血清中 IgA1 水平增高并形成 IgA1 免疫复合物沉积于组织、器官的小血管壁,从而通过激活补体和激发炎症细胞活性导致相应组织、器官的炎性损伤。

另外,调节性 T 细胞的减少、IL-1 受体拮抗剂等细胞因子的分泌紊乱均与过敏性紫癜急性期免疫失衡密切相关。

三、免疫学特征

本病的主要病理变化为血管炎,除毛细血管外,也可累及微动脉和微静脉。皮肤病理变化主要为真皮层微血管和毛细血管周围可见中性粒细胞和嗜酸性粒细胞浸润、浆液及红细胞外渗以致间质水肿。肾脏改变多为局灶性肾小球病变。荧光显微镜检查,肾小球毛细血管有膜性和广泛性增殖性改变。本病皮肤及肾脏病理检查均发现有 IgA 免疫复合物的沉积,且血清 IgA 升高。外周血 CD4$^+$ T 细胞、CD8$^+$ T 细胞数量,CD4/CD8 比值在急性期均有降低。

四、临床表现

多数患者在发病前 1~3 周有上呼吸道感染史,发病急骤。以皮肤紫癜为首发症状,也可早期表现为不规则发热、乏力、食欲减退、头痛、腹痛及关节疼痛等非特异性表现。紫癜较轻微或缺如,此时往往早期诊断困难。

(一)皮肤症状

皮疹是本病的主要表现。主要分布在负重部位,多见于下肢远端,踝关节周围密集;其次见于臀部;其他部位如上肢、面部也可出现,躯干部罕见。特征性皮疹为高出皮肤,初为小型荨麻疹或粉红色斑丘疹,压之不褪色,即为紫癜。一般 1~2 周内消退,不留痕迹。

(二)消化道症状

较为常见,约 2/3 患者出现消化道症状。一般出现在皮疹发生 1 周以内。最常见症状为腹痛,可有压痛,但很少有反跳痛。同时伴有呕吐。约有半数患者大便潜血阳性。如果腹痛在皮肤症状之前出现,易误诊为外科急腹症,甚至误行手术治疗。少数患者可并发肠套叠、肠梗阻、肠穿孔及出血性小肠炎,需外科手术治疗。

(三)肾脏表现

约 1/3 患者出现肾脏损害。可为肉眼血尿或显微镜下血尿及蛋白尿,或管型尿。一般于紫癜后 2~4 周出现,也可出现于皮疹消退后或疾病静止期。病情轻重不等,重症可出现肾衰竭和高血压。

(四)关节症状

大多数患者仅有少数关节疼痛或关节炎。大关节如膝关节、踝关节为最常受累部位,其他关节如腕关节、肘关节及手指也可受累。关节病变常为一过性,多在数天内消失而不留关节畸形。

五、实验室检查

本病无特异性实验室检查。血小板计数正常或升高,这点可以与血小板减少性紫癜相鉴别。出、凝血时间及血块收缩等均正常。部分患者白细胞总数增高达 $20.0 \times 10^9/L$,伴核左移。血沉可增快,C-反应蛋白及抗链球菌溶血素可呈阳性。抗核抗体及类风湿因子常阴性。约半数患者在急性期时其血清 IgA、IgM 升高。肾脏受累时可出现镜下血尿及肉眼血尿。肾组织活检可确定肾炎病变性质,对治疗和预后的判断有指导意义。活检时可见肾小球系膜组织有 IgA 沉积。系膜上还有备解素、纤维素、补体 C3 沉积,这些改变与 IgA 肾病的改变相似。皮肤活检有助于疑难病例的诊断。

六、诊断和鉴别诊断

(一)诊断标准(1990 年美国风湿病学会制订的过敏性紫癜诊断标准)

(1)可触性紫癜。

(2)发病年龄不足 20 岁。

(3)急性腹痛。

(4)组织切片显示小静脉和小动脉周围有中性粒细胞浸润。

上述 4 条标准中,符合 2 条或以上者即可诊断为过敏性紫癜。

(二)鉴别诊断

1.特发性血小板减少性紫癜

根据皮疹形态、分布及血小板数量一般不难鉴别。过敏性紫癜时常伴有血管神经性水肿,而血小板减少性紫癜时则无。

2.外科急腹症

在皮疹出现以前如出现急性腹痛者,应与急腹症鉴别。过敏性紫癜的腹痛虽较剧烈,但位置不固定,压痛轻,无腹肌紧张和反跳痛,除非出现肠穿孔才有上述情况。出现血便时,需与肠套叠、美克耳憩室作鉴别。过敏性紫癜以腹痛为早期主要症状大多数为年长儿。因此,对儿童时期出现急性腹痛者应考虑过敏性紫癜的可能,需对皮肤、关节及尿液等做全面检查。

3.细菌感染

如脑膜炎奈瑟菌菌血症、败血症及亚急性细菌性心内膜炎均可出现紫癜样皮疹。这些疾病的紫癜,其中心部位可有坏死。患者一般情况危重,且血培养阳性。

4.其他

肾脏症状突出时,应与链球菌感染后肾小球肾炎、IgA 肾病等相鉴别。

七、治疗原则

目前尚无特效疗法。

（一）一般治疗

主要采取支持和对症治疗,急性期卧床休息。如有明显感染,应给予有效抗生素。注意寻找和避免接触变应原。

（二）激素

一般病例无须用激素治疗,因其对皮肤紫癜及肾脏损害者无效,也不影响过敏性紫癜的总病程、复发率、肾脏疾病的预后。本药可缓解症状,对急性期的出血控制有良好的作用。特别适用于一般对症治疗不能控制的消化道症状或关节症状,常用泼尼松每天 1～2 mg/kg 口服,连用 3～4 周。

（三）免疫抑制剂

对激素应用 4 周仍有紫癜表现,或有肾脏损害、病情迁延者,可考虑改用免疫抑制剂治疗。常用环磷酰胺,每天 1～2 mg/kg,分 2 次口服。

（四）血小板抑制剂

双嘧达莫对控制皮肤紫癜,特别是预防紫癜性肾炎有显著效果,也可缓解关节肿痛及腹痛。疗程一般1个月左右。

（五）重型病例及腹型过敏性紫癜

除联合应用激素与免疫抑制剂外,还可用 0.5％普鲁卡因 20～40 mL 加入5％葡萄糖溶液 250～500 mL中静脉滴注,每天 1 次,连用 7 天为 1 个疗程。亦可应用血浆置换,移去血中 IgA 免疫复合物。

八、预后

多数患者预后良好。部分患者可复发,复发间隔时间数周至数月不等。消化道出血重者,如处理恰当,一般可控制。肾脏受损程度是决定预后的关键因素。约有 2％患者发生终末期肾炎。大多数有轻度肾脏损害者都能逐渐恢复,而有新月体形成的肾小球肾炎患者,80％以上于 1 年内发展为终末期肾炎。

第四节 川 崎 病

川崎病（Kawasaki disease,KD）又称皮肤黏膜淋巴结综合征（mucocutaneous

lymphnode syndrome,MCLS),是较常见的急性热性出疹性病,以全身性血管炎为主要病理改变,冠状动脉病变是最严重的危及生命的并发症,本病病因至今不明。

1967 年日本川崎富作首先报道了在 1961—1967 年日本患此病的 50 例小儿,他最初认为这是一种良性病,命名为婴儿皮肤黏膜淋巴结综合征。然而至 1970 年末,在日本有 10 例 2 岁以下的川崎病患儿,却在病情改善后死亡,因此考虑本病是否良性有待研究。1976 年 Melish 在夏威夷又报道 4 例与川崎富作提出的诊断标准相似的患儿。该病一般为自限性,死亡大多由于冠状动脉及心肌受累所致。在发达国家川崎病已取代了风湿热而成为引起小儿后天性心脏病最常见的原因。川崎病在亚洲最多,日本大约已有 140 000 例。我国 11 所医院的资料显示川崎病约为风湿病的 2 倍,显然已成为我国小儿后天性心脏病的主要病因之一。本病与成年人的冠心病、心肌梗死的发生也有一定关系,故已引起临床高度关注。

一、流行病学

川崎病在世界各地,如瑞典、荷兰、美国、加拿大、英国、韩国、希腊、澳大利亚、新加坡等都有发病,可见于各个民族,但以亚裔最多,比如川崎病在美国 5 岁以下平均发病数非亚裔约 10/10 万人,在日本则为 95/10 万人。有时呈地方性流行。虽然从 20 天的新生儿到年长儿及成人均可患病,但多见于年幼儿童,80％在 4 岁以下,男女之比为(1.3～1.5)：1。

日本发病高峰年龄为 6～11 个月,不足 3 个月者少见。日本自 1970 年以来每 2 年做 1 次川崎病的全国性调查,自 1987 年以来大约每年有 5 500 例,1982 年及 1986 年,日本有两次大规模的流行,诊断的病例分别为 15 000 及 12 000。在非流行年发病常在冬季、早春,并无明显的季节性,流行时波浪式的传播很像麻疹、流行性感冒。

美国流行情形与上述相似,但高峰年龄较长,为 18～24 个月。美国于 1978 年在夏威夷,1979－1980 年在罗切斯特、纽约、麻省中东部,1983 年在马里兰,1984－1985 年美国 10 个地区都有过川崎病暴发。在美国川崎病患者常见于中等或上层经济地位的家庭中。

我国自 1978 年以来京、沪、杭、蓉、台湾等地报道少数病例,1989 年有220 例综合报告,1983－1986 年全国主要儿童医院及医学院附属医院信访住院 965 例,1987－1991 年第二次调查住院病例增至 1 969 例,并有每年增加之趋势,我国川崎病 4 岁以内占 78.1％，男∶女为 1.6∶1。

二、病因

川崎病的病因不明，可能与微生物、非感染因素、遗传、环境污染、化学品、药物及宠物等多种因素有关。

鉴于该病为急性自限性疾病，有时呈季节性发病，区域内流行；幼儿易患川崎病，罕见于年长儿及成年人，很小的婴儿也少患此病，可能因幼儿对某种病原免疫力低，年长儿及成年人已获得自然免疫力，而很小的婴儿由母体获得被动免疫抗体之故。以上现象提示本病与感染或有关系。然而川崎病很少发生在同一个学校、日托班或家族中，似乎不像人与人之间传播。总之，至今尚未能明确何种感染因子，以何种传播方式引起川崎病。有报道川崎病外周血中活化的 T 细胞、B 细胞、单核-巨噬细胞增多；血清中 TNF-α、IL-6、可溶性 IL-2 受体，γ-干扰素及 IL-1 水平增高。这些表现符合超抗原所致疾病的特点。研究发现，与正常对照相比，急性期川崎病患者带有 TCRBV2$^+$（T cell receptor variable regions V beta2）的 T 细胞选择性扩增，带有 TCRBV8$^+$ 的 T 细胞轻度增多，恢复期两者的比例转为正常。这种选择性的扩增 TCRBV2$^+$ T 细胞与葡萄球菌毒素休克综合征患者的 T 细胞变化相似，两者的临床表现也有相似之处。但其他研究者不能证实 T 细胞库有确定的异常。近期对急性期死亡的 1 例川崎病患者的血管壁渗出物及心肌研究发现，血管壁内有 T 辅助细胞、单核细胞与吞噬细胞。另有 15 例的血管壁内有很多产生 IgA 的细胞，故认为病原体由呼吸道或消化道进入体内并引发免疫反应，可能与本病发病有关。日本人及日裔美国人川崎病发病率较高，这提示遗传因素可能起一定作用。有研究报道 HLA Ⅱ 类抗原如 HLA-DR 抗原的表达与川崎病的发生有关，但也有研究认为川崎病无明显的遗传相关性。某些非感染因素如去污剂、汞和螨也可能与本病有关。

三、病理

川崎病的主要病理改变为全身性血管炎，尤其是冠状动脉病变，包括冠状动脉瘤。急性期可有中等动脉（如冠状动脉、肾叶间动脉等）的血管炎。血管炎以急性炎症为特征，可持续 7 周左右，不一定伴有纤维素样坏死。血管炎的病程可分为 4 期：第一期为起病最初 2 周内，微血管（小动脉、毛细血管、小静脉）、动脉及静脉有血管周围炎，继而累及大中等动脉的内膜、外膜和血管周围，呈现水肿，白细胞与淋巴细胞浸润。第二期大约在病后第 2 周开始，约持续 2 周，它以微血管的炎症减轻为特征。在中等动脉尤其是冠状动脉发生动脉瘤和狭窄。有水肿,单核细胞浸润,毛细血管增多,肉芽肿形成。第三期为起病后第4～7周,微血管的炎症与中等动脉内肉芽肿形成都进一步减轻。7～8周后就进入第四期,在这一期中等动脉瘢痕形成、内膜增厚,有动脉瘤和狭窄。心脏和髂动脉等大中动脉的血管炎更为常见,有时在其他动脉,如肠系膜及肾动脉可见动脉瘤。血管炎也可见于心脏、皮肤、肾脏和舌部的动静脉。心肌炎、心内膜炎、胆管炎、胰腺炎、涎腺炎、脑膜炎和淋巴腺炎也可见到。

四、临床表现

(一)主要临床表现

川崎病是一个急性发热性疾病,临床上可分为急性期、亚急性期和恢复期,常为自限性。①急性发热期:常持续1～2周,其特点为发热,结膜感染,口腔黏膜红斑,手足红肿,发疹,颈淋巴结肿大,无菌性脑膜炎,腹泻,肝功异常。此期可有心肌炎心包积液、冠状动脉炎。②亚急性期:发热起始1～2周后,皮疹及淋巴结肿渐消退,可有烦躁不安、厌食或黏膜感染。本期的特征为脱皮、血小板增多。冠状动脉瘤破裂猝死常在此期发生。③恢复期:在起病后的6～8周,所有临床症状消失,直至血沉恢复正常。

川崎病以突然发热起病,有时有感冒样前驱症状,有时无任何前驱症状。通常为弛张热或稽留热,可高达39℃以上。若不治疗常可持续1～2周,甚至3～4周,若用阿司匹林及静脉丙种球蛋白治疗,1～2天常可退热。应用抗生素对发热无明显影响。一般在发热后2～4天内出现双侧结膜,特别是球结膜充血,一般无渗出。裂隙灯检查可发现有葡萄膜炎。轻者可持续1～2周,经过治疗大部分1周内很快消退。口腔黏膜及唇的改变出现在病后2～5天。表现为唇干、唇红、唇裂,有的有出血和结痂。口腔和咽部黏膜弥散性变红,但没有水疱、溃疡和假膜形成。可有草莓舌。口腔黏膜病变约在2周内消退,但唇红常持续数周。在其他主要症状出现的同时,手掌和足底变红肿胀,婴儿及儿童常因手足部疼痛而拒绝抓物或不愿称体重。热退后该症状亦随之消退。起病后10～15天,可见指、趾甲周围脱皮,有时可延伸至腕部。起病1个月后可见指、趾甲上有横沟(Beau线)。皮肤红斑多见于躯干和四肢近端,也可以是全身性的,常在发热1～5天内出现,热退后消退。红斑可呈麻疹样、荨麻疹样、猩红热样或多形性红斑样,没有丘疹或水疱。肢体的伸侧偶然可见小脓疱,在用尿布和会上厕所的患儿中腹股沟的红斑与脱皮都比较常见。这种红斑与脱皮比甲周脱皮出现的早。颈淋巴结肿大见于50%～75%的患者,常在发病前1天或与发病同时出现。淋巴结质硬,直径常超过 1.5 cm,疼痛明显,但无波动亦无化脓,对抗生素治疗无反应。

(二)心血管系统的表现

心脏受累为本病的主要特点。在急性期 80% 以上患者有心肌炎症状。心肌炎可在第 1 周出现,表现为心脏杂音、奔马律、心音遥远,心电图检查显示 P-R 延长,ST-T 改变,R 波电压低,胸 X 线片显示心脏增大,可能由心肌炎和(或)心包炎所致。急性期末心肌心包炎可引起心包渗出,心包渗液一般较少,可自行消散,很少引起心脏压塞。在急性期由于心肌病变可出现充血性心力衰竭,在亚急性期心力衰竭多由心肌缺血和心肌梗死所致。心瓣膜炎少见,受累瓣膜主要是二尖瓣。20%~25% 未经治疗的患者可出现冠状动脉异常病变,发热伊始用二维超声诊断即可测得冠状动脉弥漫性扩张,患病第 1 周末可测得冠状动脉瘤形成,后者通常在 3~4 周时达高峰。动脉瘤内径 <5 mm 被称为小动脉瘤,内径为 5~8 mm 者被称为中动脉瘤,>8 mm 者被称为大动脉瘤。急性期动脉炎缓解后一般动脉壁无慢性炎症。小动脉瘤可能消退,大中动脉瘤可持续不变甚至发生狭窄,致心肌缺血。在儿童心肌梗死比成人多见,可发生于睡眠或休息时,主要症状有休克、呕吐、不安,年长儿常有腹痛、胸痛。川崎病的心肌梗死有典型的心电图改变与心肌酶谱异常。发生冠心病的预测因素有以下几点,应引起临床医师注意:1 岁以下,男性,发热超过 16 天,热退 48 小时后又复发热,有一度房室传导阻滞,心律失常,心脏大,血小板低,血细胞比容及血浆清蛋白偏低等。

川崎病血管炎也可累及冠状动脉以外的中等动脉,未经治疗的病例中约 2% 可能发生全身性血管炎,较常受累的动脉有肾、卵巢、附睾、肠系膜、胰腺、髂部、肝、脾及腋动脉。这些病例一般都有冠状动脉瘤。

(三)其他临床表现

急性期胃肠并发症包括腹痛、呕吐和腹泻、胆囊水肿、轻度黄疸。有时可有麻痹性肠梗阻和轻度转氨酶增加。

在急性期婴儿常有比其他热性病更为突出的烦躁不安,约 1/4 有无菌性脑膜炎,脑脊液白细胞每毫升 25~100 个,以淋巴细胞为主,糖正常,蛋白稍高。此外尚有耳鼓膜充血、眼色素膜炎。在亚急性期虽然发热、皮疹、淋巴结病已消退,但结膜充血、烦躁不安和厌食仍持续存在。神经并发症有面神经轻瘫、癫痫发作、共济失调、偏瘫等。

关节炎和关节痛约占 1/3,急性期多为小关节受累,负重的大关节受累多在病后第 2~3 周。一般持续 2 周,也可长达 3 个月。早发的关节炎滑膜液中的白细胞以中性粒细胞为主,晚发者滑膜液中白细胞较少。其他肌肉骨骼系统表现尚有骶髂关节炎、肌炎和无菌性股骨头坏死。

泌尿系统异常有尿道炎伴无菌性脓尿、阴茎异常搏起、睾丸-附睾炎、膀胱炎、前列腺炎、急性肾衰竭、间质性肾炎和肾病综合征。肺炎的临床症状多不明显,但 X 线检查可见肺炎改变。

(四)少见的临床表现

末梢坏疽是少见又严重的并发症。由于末梢缺血所致,多在川崎病起病之初发生,多见于 7 个月以内年幼的非亚裔患儿,常伴巨型冠状动脉瘤或有末梢动脉瘤(特别是腋动脉),虽然可用水杨酸类、静脉输入丙种球蛋白、前列腺素 E 或交感神经阻滞药及溶栓抗凝治疗,仍有相当一部分病例需截指(趾),甚或截肢。

五、实验室及辅助检查

由于川崎病的病因不明,尚缺乏特异的检查方法。现将可供诊断参考的检查项目分述如下:典型病例急性期白细胞增高,核左移,偶有白细胞减少;可见轻度正细胞贫血,如发热期延长及发展为冠心病者贫血较重;起病 1 周内一般血小板正常,第 2~3 周时血小板增高,可超过 1 000/L,严重的冠心病和心肌梗死也可有血小板减少。C-反应蛋白增高,血沉增快可持续 4~6 周。病初有 2/3 可出现间歇性无菌性脓尿。抗核抗体及类风湿因子皆为阴性。急性期约一半患者有心电图异常,表现为 P-R 间期延长,左心室肥厚,异常 Q 波,室性心律失常,非特异性 ST-T 改变。二维超声可用来检查心室和瓣膜的功能,冠状动脉血管情况以及是否有心包积液。

六、诊断

川崎病的诊断标准:①发热至少 5 天(如有其他典型症状出现,有经验的医师也可在发热 5 天前诊断),抗生素治疗无效。②符合以下临床标准 5 项中之 4 项:双侧结膜充血,但不伴有渗出;口腔黏膜改变如红斑、干燥、唇裂、咽部充血、草莓舌;手与足的改变:急性期红肿,亚急性期指甲周围脱皮;主要在躯干出现的皮疹、丘疹、多形性红斑、猩红热样疹;颈淋巴结肿大,单个结节直径常 >1.5 cm。③不能以其他疾病过程来解释。如果患者原因不明的发热 5 天以上,且满足 5 条临床标准中的 4 条,则可诊为川崎病。若患者有超声波或动脉造影证实的冠状动脉血管异常,并有发热,满足临床标准 5 条中的 3 条亦可诊为川崎病。

七、鉴别诊断

常需与川崎病鉴别的疾病有以下几种。

(一)麻疹

一般在发热第 4 天发疹,常始于面部耳后,可有融合。出疹同时发热、卡他症状及咳嗽加重,皮疹消退后留有浅褐色色素沉着,口腔黏膜有 Koplik 斑。川崎病之皮疹在躯干四肢为著,典型者会阴皮疹明显,疹退无色素沉着,两病皆可有手足肿,白细胞、血沉在川崎病时增高,麻疹无并发症时白细胞低。

(二)中毒性休克综合征

本病伴有低血压。而川崎病引起心源性休克血压降低是罕见的。某些感染,如葡萄球菌感染伴有中毒性休克时血清肌酐磷酸激酶升高,而川崎病则无。

(三)猩红热

本病有发热、皮疹,为 A 族链球菌感染,咽喉炎很重,对青霉素敏感,用药后 24～48 小时常可见体温下降,而川崎病用抗生素无效。

(四)婴儿型结节性动脉炎

与川崎病有诸多相似之处,但川崎病病程短,预后相对较好,有手足受累,两病相互关系待研究。

八、治疗

(一)急性期与亚急性期的治疗

川崎病尚无特效疗法,主要为对症治疗。阿司匹林和大剂量丙种球蛋白静脉注射在起病7～10 天内尽早开始治疗可获得较为满意的疗效。

阿司匹林的主要作用是抑制环氧化酶,使前列腺素生成受抑制,阻断血小板产生血栓素 A_2,防止血小板聚集,血栓形成,有抗炎及抗凝作用。阿司匹林在急性期总量80～100 mg/(kg·d)[日本的用量较少,为30～50 mg/(kg·d)],分为每 6 小时 1 次口服。病后第 14 天左右,热退可减量至 3～5 mg/(kg·d),每天 1 次口服。川崎病急性期,阿司匹林的吸收减少,清除增高,故一般无须测定血药浓度。阿司匹林能使发热及其他症状缓解。其不良反应有转氨酶升高,胃炎,暂时失声,罕见的瑞氏(Reye)综合征。低清蛋白血症时上述不良反应更易出现。

1984 年 Furusho 等首先报道静脉注射免疫球蛋白可减低冠状动脉瘤的发生。美国国立卫生研究院做了 7 个中心系列研究,肯定了静脉注射免疫球蛋白的疗效。提出川崎病病初的 10 天内应一次性予静脉注射丙种球蛋白 2 g/kg,在 10~12 小时内静脉滴注,并合用阿司匹林 80~100 mg/(kg·d)。阿司匹林用法如上述。该疗法与单用阿司匹林相比,缩短了发热病程,急性期反应物迅速恢复正常。疾病确诊较晚而仍有发热,有炎症进展表现或者已有冠状动脉扩张都是应用静脉注射免疫球蛋白的适应证。约 10% 的患者用静脉注射免疫球蛋白后 48 小时可仍有发热,鉴于发热时期长是严重冠状血管病的高危因素,故有主张可重复静脉用丙种球蛋白(IVIg)。对第二次用静脉注射免疫球蛋白后仍有发热的少数患者,个别报道可用激素冲击治疗,然而日本早有激素可使川崎病之冠状血管病加重的报道。以往用丙种球蛋白400 mg/(kg·d)在 2~4 小时内静脉滴注,共用 4 天,近来认为丙种球蛋白 2 g/kg,在 10~12 小时内静脉滴注,仅用 1 次,疗效优于前者。静脉注射丙种球蛋白治疗的机制为阻断免疫反应之血管损伤,提供了特异抗体和抗毒素。静脉注射丙种球蛋白可使急性期的血管炎的威胁减轻,也有一定远期效果。可改善心肌功能,改善川崎病可能并发的高脂血症。1984 年以前 20% 的川崎病患儿预期会发生冠状动脉瘤,2% 死于此病。静脉注射丙种球蛋白可使冠状动脉病变由 20%~25% 减少到 2%~4%。静脉注射免疫球蛋白的价格昂贵,但不良反应一般较轻微,偶有发热、头痛与皮疹,也有报道发生无菌性脑膜炎、溶血及弥散性血管内凝血,可能因为免疫球蛋白内有抗体存在。

在未用静脉注射丙种球蛋白的时代曾用血浆置换治疗,该治疗不会使病情加重,但技术复杂,对严重的且其他药物治疗无效的病例可考虑作为抢救治疗的一种方法。

近年还有报道用己酮可可碱与激素作为川崎病的辅助治疗或抢救治疗,但临床疗效有待于进一步研究。

有报道 TNF-α 阻滞药在本病的治疗中有效,但仍须随机对照临床试验进一步验证。

(二)急性期以后的治疗

如果病程达到 6~8 周时,血沉与心电图均正常且无并发症者,可停阿司匹林。有冠状动脉扩张和动脉瘤形成应继续用阿司匹林,或加双嘧达莫 1 mg/(kg·d)。有小的和中等大小的冠状动脉瘤需长期用阿司匹林,直至冠状动脉病变消退。一般不用限制活动,但不要做比赛等剧烈活动。若是未经免疫过的川崎病患儿长期用阿司匹林又接触水痘应及时停用阿司匹林。IVIg 后 6~11 个月应避免用胃肠道外的活病毒疫苗(麻疹、风疹、腮腺炎、水痘疫苗),因为特异的病毒抗体可以干扰疫苗的免疫反应。对血栓高危患者可将阿司匹林暂时改为其他抗血小板药如双嘧达莫 2～6 mg/(kg·d),分 3 次服。对大的冠状动脉瘤可酌情用诸如华法林等抗凝剂。如有冠状动脉阻塞应做血管造影等,必要时做旁路移植手术。在日本有报道 168 例川崎病用动脉移植片或静脉移植片做了旁路移植手术,85 个月后开放率分别为 77%及 46%。已有少数川崎病患者做过心脏移植。

九、预后

由于及时诊断,合理治疗,川崎病预后良好,即使有冠状动脉受累,经随诊治疗,大部分病情经过良好。日本 20 世纪 70 年代报道川崎病死亡率为 1%～2%。此后由于治疗得当死亡率已降至 0.08%。各国各地对川崎病死亡率的报道不完全一致,如奥克兰为 6%、瑞典为 2%、不列颠群岛为 3.7%。突然死亡往往发生于临床症状改善后起病第 3～4 周内,也有报道为 2～12 周。死亡主要是冠状动脉瘤部位的冠状血管栓塞,引起大面积心肌梗死所致。在一组随诊 10～21 年的病例中,1.9%有冠状动脉瘤致狭窄,有 1.2%的患者需要做冠状动脉旁路移植手术。由于川崎病后遗症致缺血性冠心病的青年人病例也有报道。由于自认识本病至今仅有十余年,故川崎病急性期血脂异常是否长期持续存在尚不完全清楚,儿童期患川崎病是否增加成年人动脉硬化的危险也有待研究。因此即使无冠状动脉受累,对川崎病也应定期随访,建议一般在病后 1～2 年内,每 3～6 个月复查 1 次,2 年后每年复查 1 次。

第五节　显微镜下多动脉炎

显微镜下多血管炎(microscopic polyangitis,MPA)是一种主要累及小血管的系统性坏死性血管炎,可侵犯肾脏、皮肤和肺等脏器的小动脉、微动脉、毛细血管和小静脉。常表现为坏死性肾小球肾炎和肺毛细血管炎。1948 年,Davson 等首次提出在 PAN 中存在一种以节段性坏死性肾小球肾炎为特征的亚型:称之为显微镜下多动脉炎,因为其主要累及包括静脉在内的小血管,故现多称为显微镜下多血管炎。1990 年的美国风湿病学会血管炎的分类标准并未将 MPA 单独列出,因此既往显微镜下多血管炎大多归属于 PAN,极少数归属于 WG。目前普遍认为 MPA 为一独立的系统性坏死性血管炎,很少或无免疫复合物沉积,常见坏死性肾小球肾炎以及肺的毛细血管炎。1993 年 Chapel Hill 会议将 MPA 定义为一种主要累及小血管(如毛细血管、小静脉或小动脉)无免疫复合物沉积的坏死性血管炎。PAN 和 MPA 的区别在于,前者缺乏小血管的血管炎,包括小动脉、毛细血管和小静脉。鉴于 MPA、WG 和 CSS 3 种血管炎具有 ANCA 阳性、缺乏免疫复合物沉积的相似特点,常共称为 ANCA 相关的血管炎。

一、流行病学

MPA 在任何年龄都可发病,但以 40～50 岁最常见,发病率为 1/10 万～3/10 万人,男性发病率略高于女性,男女比为(1～1.8):1,起病急缓不一。

二、病因

MPA 的病因仍不清楚,有资料表明与患者体内的免疫异常有关。细胞因子介导的黏附分子的表达和功能异常,以及白细胞和血管内皮细胞的异常激活在 MPA 的发病中可能都起一定作用,但具体启动因素尚不清楚。ANCA 可能在 MPA 的发病中起一定作用。除受累血管大小外,MPA 与 PAN 的坏死性动脉炎在组织学上相似。

三、病理

MPA 病理特征,为小血管的节段性纤维素样坏死,无坏死性肉芽肿性炎,在小动脉、微动脉、毛细血管和静脉壁上,有多核白细胞和单核细胞的浸润,可有血栓形成。在毛细血管后微静脉可见白细胞破碎性血管炎。病变累及肾脏、皮肤、肺和胃肠道,肾脏病理示局灶性、节段性肾小球肾炎,并有新月体的形成,免疫组织学检查显示很少有免疫球蛋白和补体的沉积。电镜下很少或无电子致密物沉积。肺的病理改变是坏死性毛细血管炎和纤维素样坏死,部分毛细血管血栓形成、Ⅱ型上皮细胞过度增生。肌肉和腓肠神经活检可见小到中等静脉的坏死性血管炎。MPA 的肾脏病理特点和其他的免疫复合物介导的肾小球肾炎以及抗肾小球基膜抗体介导的 Goodpasture 综合征不同,但和韦格纳肉芽肿的肾脏病变以及特发性的急性肾小球肾炎有时不易鉴别。

四、临床表现

MPA 可呈急性起病,表现为急进性肾小球肾炎、肺出血和咯血,有些也可非常隐匿起病数年,以间断紫癜、轻度肾脏损害、间歇性咯血等为表现。典型病例多具有皮肤-肺-肾的临床表现。

(一)全身症状

MPA 患者在就诊时常伴有一般全身情况,包括发热、乏力、厌食、关节痛和体重减轻。好发于冬季,多数有上呼吸道感染或药物过敏样前驱症状。

(二)皮肤表现

MPA 可出现各种皮疹,以紫癜和高出皮面的充血性斑丘疹多见。皮疹可单独出现,也可和其他临床症状同时出现,其病理多为白细胞破碎性血管炎。除皮疹外,MPA 患者还可出现网状青斑、皮肤溃疡、皮肤坏死、坏疽以及肢端缺血、坏死性结节、荨麻疹,和血管炎相关的荨麻疹常持续 24 小时以上。

(三)肾脏损害

肾脏损害是 MPA 最常见的临床表现,病变表现差异很大,极少数患者可无。多数肾脏病变患者出现蛋白尿、血尿、各种管型、水肿和肾性高血压等;部分患者出现肾功能不全,可进行性恶化致肾衰竭。25%~45%的患者最终需血液透析治疗。

(四)肺部损害

约一半的 MPA 患者有肺部损害发生肺泡毛细血管炎,12%~29%的患者有弥漫性肺泡出血。查体可见呼吸窘迫,肺部可闻及啰音。由于弥漫性的肺间质改变和炎症细胞的肺部浸润,约 1/3 的患者出现咳嗽、咯血、贫血,其中大量的肺出血可导致呼吸困难,甚至死亡。部分患者可在弥漫性肺泡出血的基础上出现肺间质纤维化。

(五)神经系统

20%~30%MPA 患者有神经系统损害的症状,其中约 57%出现多发性单神经炎或多神经病变,另约 11%的患者可有中枢神经系统受累,常表现为癫痫发作。

(六)消化系统

消化道也可被累及,表现为消化道出血、胰腺炎以及由肠道缺血引起的腹痛。严重时可由于胃肠道的小血管炎和血栓形成造成缺血,导致肠穿孔。

(七)心血管系统

MPA 亦可累及心血管系统,患者可出现胸痛和心力衰竭症状,临床可见高血压、心肌梗死以及心包炎。

(八)其他

部分患者也有耳鼻喉的表现,如鼻窦炎,此时较易与韦格纳肉芽肿相混淆。少数患者还可有关节炎、关节痛和睾丸炎所致的睾丸痛。眼部症状包括眼部红肿和疼痛以及视力下降,眼科检查发现为视网膜出血、巩膜炎以及葡萄膜炎。

五、实验室检查及辅助检查

(一)实验室检查

1.常规检查

在 MPA 中,反映急性期炎症的指标如 ESR、CRP 升高,部分患者有贫血、白细胞和血小板增多。累及肾脏时出现蛋白尿、镜下血尿和红细胞管型,血清肌酐和尿素氮水平升高。

2.免疫学检查

C3 和 C4 水平正常。约 80% 的 MPA 患者抗中性粒细胞胞质抗体(ANCA)阳性,是 MPA 的重要诊断依据,其中约 60% MPO-ANCA(p-ANCA)阳性,肺受累及者常有此抗体,另有约 40% 的患者为 PR3-ANCA(c-ANCA)阳性。约 40% 的患者可查到抗心磷脂抗体(ACL),少部分患者 ANA、RF 阳性。

(二)影像学改变

X 线胸片早期可发现无特征性的双侧不规则的结节片状阴影或小泡状浸润影,肺空洞少见,可见继发于肺泡毛细血管炎和肺出血的弥漫性肺实质浸润影,中晚期可出现肺间质纤维化。

六、诊断

本病诊断尚无统一标准,以下情况有助于 MPA 的诊断:①中老年人,以男性多见。②起病前有上呼吸道感染或药物过敏样前驱症状。③肾脏损害表现有蛋白尿、血尿和(或)急进性肾功能不全等。④伴有肺部或肺肾综合征的临床表现。⑤伴有关节、眼、耳、心脏、胃肠道等全身各器官受累表现。⑥p-ANCA 阳性。⑦肾、肺活检有助于诊断。

七、鉴别诊断

确定诊断之前,须与 PAN 和 MG 相鉴别。

(一)PAN

以往 MPA 属于 PAN 的一种类型,随着疾病认识的不断深入,发现二者临床表现并不完全相同,故1993年的关于血管炎的教会山会议(Chapel Hill consensus conference)把MPA单独列为一种疾病。根据新的定义,PAN是累及中动脉以及小动脉的坏死性炎症,不伴有肾小球肾炎或微小动脉,毛细血管或微小静脉炎症;而MPA是主要累及小血管的坏死性血管炎,很少或无免疫复合物沉积,其中坏死性肾小球肾炎很多见,肺毛细血管炎也常发生。

(二)WG

WG为小动脉和小静脉的血管炎,以上、下呼吸道和肾脏病变三联征为主要临床特点,c-ANCA阳性多见,活检病理示小血管壁或其周围有中性粒细胞浸润,并有坏死性肉芽肿形成。而MPA很少累及上呼吸道,主要为p-ANCA阳性,一般无肉芽肿形成。

(三)肺出血-肾炎综合征

Goodpasture综合征也称为抗肾小球基膜抗体肾炎伴肺出血,是由于肺泡和肾小球基膜受损而致病,包括反复弥漫性肺出血、肾小球肾炎以及循环抗肾小球基膜抗体(anti-GBM)三联征,临床表现为反复弥漫性肺出血、贫血以及肾出血(血尿)。肺及肾活检经免疫荧光镜检查可见抗基膜抗体的IgG及C3沿肺泡壁以及肾小球的毛细血管壁呈连续均匀线状沉积。血循环中检出抗基膜抗体是诊断本病的重要依据。

八、西医治疗

MPA的临床表现各异,有的仅表现为轻微的系统性血管炎和轻微的肾衰竭;有的则急性起病,病情凶险,快速进展为肾衰竭,并可因肺毛细血管肺泡炎导致呼吸衰竭。因此本病的治疗主要依据疾病的病变范围、进展情况以及炎症的程度来决定。

MPA的治疗可以分为3个阶段:第1阶段为诱导缓解;第2阶段为维持缓解,此阶段可以中等量泼尼松治疗,并维持环磷酰胺(CTX)治疗12个月,或换用硫唑嘌呤、甲氨蝶呤等维持缓解;第3阶段为治疗复发,可采用与诱导缓解的同样的治疗方案。金黄色葡萄球菌的定植可能和MPA的复发有一定的关系,因此服用磺胺类抗生素对防止复发有一定效果。对于伴有肺出血的肺泡毛细血管炎、危及生命的患者,应联合治疗或行血浆置换治疗。激素加CTX应作为首选方案。

(一)诱导期和维持缓解期的治疗

1.激素

泼尼松(龙)1 mg/(kg·d),晨顿服或分次服用,一般服用4~8周后减量,等病情缓解后以维持量治疗,维持量有个体差异。建议少量泼尼松(龙)(10~20 mg/d)维持 2 年或更长。对于重症患者和肾功能进行性恶化的患者,可采用甲泼尼龙冲击治疗,每次 0.5~1.0 g 静脉滴注,每天或隔天 1 次,3 次为 1 个疗程,1 周后视病情需要可重复。激素治疗期间注意防治不良反应。不宜单用泼尼松治疗,因缓解率下降,复发率升高。

2.环磷酰胺

可采用口服,剂量一般 2~3 mg/(kg·d),持续 12 周。可采用环磷酰胺静脉冲击疗法,剂量 0.5~1.0 g/m² 体表面积,每个月 1 次,连续 6 个月,严重者用药间隔可缩短为 2~3 周,以后每 3 个月 1 次,至病情稳定 1~2 年(或更长时间)可停药观察。口服不良反应高于冲击治疗。用药期间须监测血常规和肝、肾功能。

3.硫唑嘌呤

由于环磷酰胺长期使用不良反应多,诱导治疗一旦达到缓解(通常 4~6 个月后)也可以改用硫唑嘌呤,1~2 mg/(kg·d)口服,维持至少 1 年。应注意不良反应。

4.霉酚酸酯

霉酚酸酯 1.0~1.5 g/d,用于维持缓解期和治疗复发的 MPA,有一定疗效,但资料较少,且停药可能引起复发。

5.甲氨蝶呤

有报道甲氨蝶呤 5~25 mg,每周 1 次,口服或静脉注射治疗有效,应注意不良反应。

6.丙种球蛋白

采用大剂量静脉丙种球蛋白[IVIG 0.4 g/(kg·d)],3~5 天为 1 个疗程,部分患者有效,但价格昂贵。在合并感染、体弱、病重等原因导致无法使用糖皮质激素和细胞毒药物时可单用或合用。

7.特异性免疫吸附

特异性免疫吸附即应用特异性抗原结合树脂,吸附患者血清中相应的 ANCA,有少量报道证实有效,但该治疗方法尚在探索中。

(二)暴发性 MPA 的治疗

暴发性 MPA 可出现肺-肾衰竭,常有肺泡大量出血和肾功能急剧恶化,可予以泼尼松(龙)和 CTX 联合冲击治疗,以及支持、对症治疗的同时采用血浆置换疗法。每次置换血浆 2~4 L,每天 1 次,连续数天后依情况改为隔天或数天 1 次。该疗法对部分患者有效,但价格昂贵,不良反应有出血、感染等。血浆置换对肌酐、尿素氮等小分子毒素清除效果差,如患者血肌酐明显升高宜联合血液透析治疗。但在已进入尿毒症期的患者是否继续使用免疫抑制药和细胞毒药物还有争议,因这类患者对药物反应差,不良反应明显增多。

(三)复发的治疗

大多数患者在停用免疫抑制药后可能复发。典型的复发发生于起病最初受累的器官,一般比初次发病温和,但也可能引起主要器官受损导致进一步的功能障碍。环磷酰胺不能阻止复发。如果患者还在初次治疗期间出现较温和的复发,可暂时增加泼尼松剂量控制病情,如果治疗无效则可进行血浆置换。

(四)透析和肾移植

少数进入终末期肾衰竭患者,需要依赖维持性透析或进行肾移植,肾移植后仍有很少数患者会复发,复发后仍可用糖皮质激素和免疫抑制药治疗。

(五)其他

对有肾损害的患者应严格控制血压在正常范围内,推荐使用血管紧张素转换酶抑制药或血管紧张素 II 受体拮抗药。

九、预后

MPA 的 90% 的患者经治疗能得到改善,75% 的患者能完全缓解,约 30% 的患者在 1~2 年后复发。本病治疗后的 2 年和 5 年生存率大约为 75% 和 74%。与 PAN 相似,本病的主要死亡原因是不能控制的病情活动、肾衰竭、继发感染以及肺脏受累。疾病过程中应密切监测 ESR 水平,MPA 中 ANCA 的滴度与病情活动相关性较差。

第六节　变异肉芽肿性血管炎

一、概要

变应性肉芽肿性血管炎(CSS)是一种以中小动静脉受累为主的系统性肉芽肿性血管炎,病因和发病机制尚不清楚。相对少见,成人中的年发病率大致为 2.5/10 万,各年龄段均可发病,男性略多于女性。

1951 年 Churg 和 Strauss 最早报道了 13 例患者,他们均有哮喘、嗜酸性粒细胞增多、肉芽肿性炎症、坏死性系统性血管炎和坏死性肾小球肾炎表现,因此称之为 Churg Strauss 血管炎。1990 年美国风湿病学会提出了 CSS 的诊断标准:①有哮喘病史或在呼气相有高音调啰音。②外周血中嗜酸性粒细胞分类大于 10%。③多发性单神经炎或多神经病。④非固定性或一过性肺内浸润性病变。⑤鼻旁窦炎症,包括急性或慢性鼻旁窦疼痛或压痛史,或鼻旁窦 X 线片发现异常。⑥血管外嗜酸性粒细胞浸润的组织病理学证据。具备上述 6 项中的 4 项或以上者可诊断为 CSS。其敏感性为 85%,特异性为 99.7%。

临床上 CSS 可以分为 3 期,即过敏性鼻炎和哮喘期、嗜酸性粒细胞浸润期(如嗜酸性粒细胞性肺炎或胃肠炎)和全身性中小血管肉芽肿性炎症期,后者常常发生在哮喘起病 3 年以内,也可能两者发病间隔几十年。典型 CSS 表现为 3 个方面:①呼吸道过敏(包括过敏性鼻炎或支气管哮喘)。②血嗜酸性粒细胞增多。③组织内嗜酸性粒细胞浸润。

二、临床表现

嗜酸性粒细胞增多及其在脏器中的浸润是 CSS 组织损伤的重要原因之一,病变多分布在肺、皮肤、神经系统、胃肠道、心脏及肾脏。乏力、体重下降、发热、关节肌肉疼痛等非特异性症状常见。

(一)呼吸道受累

过敏性鼻炎、鼻旁窦炎和哮喘均十分常见,通常对糖皮质激素治疗反应较好。肺部受累可以出现咳嗽和咯血症状。

(二)心脏

心脏是 CSS 的主要靶器官之一,表现为心肌炎、心包炎,可以出现急性缩窄性心包炎、心肌梗死和心力衰竭。由于冠状动脉炎症导致的心肌炎和心肌梗死是 CSS 患者的最主要死亡原因。

(三)神经系统

约 3/4 患者表现为多发性单神经炎,脑出血或梗死等中枢神经系统受累少见。

(四)胃肠道

多表现为腹痛、腹泻和消化道出血,可能与胃肠道血管炎、嗜酸性粒细胞性胃肠炎或结肠炎有关。

(五)肾脏

一般较轻微,多表现为短暂的镜下血尿和(或)蛋白尿,极少进展至肾衰竭。

(六)皮肤

约半数患者有皮肤受累,表现为紫癜、红斑、丘疹、网状青斑、皮下结节、坏死等。

在急性期,97%的 CSS 患者血嗜酸性粒细胞增高,一般占外周血白细胞总数的 10%～50%,计数在$1.5×10^9/L$ 以上;血沉和 C-反应蛋白升高伴高球蛋白血症;约 70%的患者血清中可以检测到 ANCA,主要为核周型,MPO 抗原阳性。而在稳定期部分患者的 ANCA 可转阴,血嗜酸性粒细胞计数以及血沉和C-反应蛋白也可以恢复正常。

在局部器官受累症状存在的情况下,组织活检经常有助于 CSS 的诊断。活检部位包括皮肤、肺、肾脏、神经或肌肉。小动脉和小静脉的坏死性血管炎伴肉芽肿形成是 CSS 的典型病理学改变。

三、鉴别诊断

本病应该与嗜酸性粒细胞增多症、肺嗜酸性粒细胞浸润症及变应性支气管肺真菌病等相鉴别。另外,韦格纳肉芽肿、显微镜下多动脉炎与 CSS 所累及的血管均为中小动脉,而且均与ANCA有关,因此在临床上三者之间需要区分。

四、治疗

CSS 的治疗仍以糖皮质激素(简称激素)为首选,初始剂量为 0.5～1.0 mg/(kg·d)或40～80 mg/d,4～8 周症状改善后逐渐减量,小剂量激素维持治疗通常需要很长时间。外周血嗜酸性粒细胞计数、血沉和C-反应蛋白等指标有助于帮助判断激素的减量。

CSS 的治疗与其他系统性血管炎有不同之处,激素单一用药对绝大多数患者就可以达到满意的疗效,不足 20%的患者需要联合免疫抑制剂治疗。临床工作中应该根据患者重要脏器受累的情况制订个体化的治疗方案。由于 CSS 是一种系统性血管炎,多系受累很常见,因此往往需要风湿科医师与心脏科、呼吸科、神经科等多科室医师的密切合作。

五、预后

本病一般预后良好,但需强调早期有效的治疗。心脏受累、肾功能不全、脑出血、消化道出血或穿孔、哮喘持续状态和呼吸衰竭是 CSS 患者预后不良和死亡的主要原因。

第十一章

自身免疫性疾病肾损害

第一节　类风湿关节炎肾损害

类风湿关节炎(rheumatoid arthritis,RA)在我国是一种常见的以关节慢性炎症病变为主要表现的自身免疫性疾病,患病率为 0.32%～0.34%。类风湿关节炎除侵犯手足小关节外,还可累及肺、心、肾脏等其他脏器。

类风湿关节炎患者可发生各种各样的病变。由于类风湿关节炎患者中多种因素可损害肾脏,如药物相关的肾损害、继发性淀粉样变以及各种类型的肾小球肾炎等,因此不同的研究,其肾脏受累的发病率报道不一,即 5%～50% 不等。近些年来,有研究发现,如果将肾小球滤过率的降低作为肾脏受损的指标,则在类风湿关节炎的发病过程中,肾脏受累可高达 46.3%～57.0%,而且肾脏病变往往是导致类风湿关节炎患者死亡的重要原因之一。

类风湿关节炎肾脏病变的形式多样,主要包括类风湿关节炎原发性肾损害、血管炎、继发性肾淀粉样变和药物性肾损害等。可出现多种肾脏病理表现,常见的有系膜增生性肾小球肾炎、膜性肾小球肾炎,此外可表现为急进性肾小球肾炎、IgA 肾病、肾小球轻微病变、纤维性肾小球肾炎、局灶节段坏死性肾炎和间质性肾炎等。不同的病变,临床表现轻重不一,治疗方法和预后也各不相同。

一、原发性肾损害

原发性肾损害是指发病时无其他原因的肾损害(除外继发因素引起的肾损害),包括以下几项。

(一)系膜增生性肾小球肾炎

系膜增生性肾小球肾炎(MePGN)(包括 IgA 肾病)是类风湿关节炎原发性

肾损害最常见的病理类型。Nakano 等报道 158 例类风湿关节炎伴肾损害的肾活检患者中,MePGN 占 34%,在用缓解病情抗风湿药(disease-modifying antirheumatic drugs,DMARDs)前已有肾损害。Helin 等研究 110 例伴肾损害的类风湿关节炎患者发现,40 例病理表现为系膜增生性肾小球肾炎,约占 36%,IgA 肾病 8 例,约占 7%。临床表现为镜下血尿和(或)蛋白尿,少数可表现为肾病综合征,肾功能损害较轻。肾脏病理表现为系膜细胞增生,基质增多,肾小球基膜无明显变化;免疫荧光可见系膜区 IgA 和(或)IgM、C3 颗粒状沉积,也可免疫荧光全部阴性,电镜下可见系膜区电子致密物沉积。有研究显示,肾小球 IgM 强度与类风湿关节炎病程、病情及血 IgM 水平无关,但与血 IgM 型类风湿因子水平呈正相关;肾小球颗粒状 IgA 沉积常伴有 C3 沉积,其强度与类风湿关节炎病程、病情严重程度及血 IgA 水平呈正相关。

(二)MN

虽然部分类风湿关节炎患者在使用青霉胺或金制剂等药物治疗之前,可发生 MN,但大部分 MN 的发生为类风湿关节炎的治疗药物(青霉胺或金制剂)所致,类风湿关节炎原发性 MN 与继发性 MN 之比为 1∶(2~4)。MN 可表现为持续性中至重度蛋白尿,活动性尿沉渣少见,肾功能大多正常且可维持较长时间。病理表现为肾小球基膜增厚,晚期可见系膜基质增多毛细血管腔闭塞,免疫荧光可见上皮下免疫复合物沉积,以 IgG 为主。

接受青霉胺治疗的类风湿关节炎患者,其 MN 的发生率约为 1%,而肠外金制剂治疗的 MN 的发生率为 1%~3%。蛋白尿多发生于用药后的 6~12 个月,亦可发生于 3~4 年后。停药后几乎所有患者尿蛋白均可消失,停药后 9~12 个月大多数患者尿蛋白可消失,少数患者尿蛋白可持续 2~3 年。

现今,由于临床上很少使用青霉胺或金制剂,因此类风湿关节炎患者 MN 的发病率较以往明显降低。

(三)膜增生性肾小球肾炎和新月体肾炎

类风湿因子免疫复合物沉积引起系膜细胞增殖及内皮细胞反应增强可导致膜增生性肾小球肾炎,但类风湿关节炎引起膜增生性肾小球肾炎并不多见。由于体液及细胞免疫异常导致肾小球免疫复合物沉积,故类风湿关节炎也可伴发新月体肾炎,可突发急性肾衰竭,新月体形成(由巨噬细胞及肾小球上皮细胞组成),免疫病理可见 IgG、IgM、C3 等颗粒状沉积于肾小球周围。

(四)薄基膜病

Nakano 等对 81 例类风湿关节炎伴肾损害者行电镜检查发现,其中 30 例有弥漫性肾小球基膜变薄,并认为基膜变薄的根本原因为类风湿关节炎,而缓解病情抗风湿药的使用则加速了此过程。

二、类风湿血管炎

血管炎是类风湿关节炎的基础病变之一,累及中小动、静脉。其中 15% 的类风湿关节炎患者可发生肾脏坏死性血管炎。肾脏坏死性血管炎多发生于类风湿关节炎病情活动时。坏死性血管炎虽然不常见,但却是类风湿关节炎肾损害严重的表现,往往伴有新月体的形成。临床常表现为高血压、血尿、蛋白尿、肾衰竭。病理表现以肾脏小血管(如叶间动脉、弓形动脉或小叶间动脉)节段性坏死为特点。病初肾小球细胞呈局灶节段性增生,后随巨噬细胞浸润和上皮反应可形成大小不等的细胞性新月体,同时可伴有弥漫性系膜和内皮细胞增生,毛细血管内微血栓形成。也可表现为局灶硬化性肾小球肾炎;肾小球周围炎症细胞浸润,甚至肉芽肿形成;肾小管萎缩坏死,肾间质水肿,单核细胞浸润。晚期肾小球硬化、肾小管萎缩、间质纤维化。大部分病例免疫病理呈免疫复合物全部阴性或微量 IgG、IgA 在坏死部位沉积。电镜下约 20% 可见细小散在的电子致密物。泼尼松、环磷酰胺或硫唑嘌呤、血液透析或血浆置换等治疗的短期疗效较好,但长期疗效仍有待提高。抗中性粒细胞胞质抗体(ANCA)是血管炎的标志物,类风湿关节炎合并肾坏死性血管炎可伴有血 ANCA 阳性。核周型 ANCA 阳性者易发生类风湿关节炎相关性肾病,且有时类风湿关节炎血管炎仅累及肾脏,故对于伴有发热、体重下降及尿检异常等表现的类风湿关节炎患者应经常检测 ANCA,特别是核周型 ANCA,以明确有无坏死性肾小球肾炎的可能。

三、继发性淀粉样变

长期严重的类风湿关节炎患者约 20% 可并发继发性淀粉样变。淀粉样变肾病均有不同程度的蛋白尿,其中1/3～1/2 表现为肾病综合征,易并发肾静脉血栓形成,晚期可出现高血压及肾衰竭。Nakano 等曾报道 73% 类风湿关节炎继发性淀粉样变患者发生肾功能不全,明显高于类风湿关节炎无继发性淀粉样变的 31%。肾脏病理表现为肾小球体积增大,淀粉样物质在肾小球基膜、系膜区、肾小管间质和血管处沉积,基膜增厚,晚期毛细血管腔闭塞。免疫病理可见较弱的免疫球蛋白和 C3 在肾小球毛细血管壁、系膜区、肾小管壁和间质小动脉壁沉积。电镜可见系膜区和基膜有特征性的无分支的排列紊乱的淀粉样纤维结构。淀粉样变肾病暂无特异治疗,一般会发展至慢性肾衰竭。Uda 发现,类风湿关节炎合并肾淀粉样变的预后与淀粉样物质在肾脏沉积的部位有关,淀粉样物沉积于肾小球者其肾功能恶化明显快于肾小球无淀粉样物沉积(如淀粉样物沉积于血管壁)。另有类风湿关节炎淀粉样变肾病综合征经免疫抑制剂治疗而缓解的报道。类风湿关节炎淀粉样变可与 MN、系统性血管炎和新月体肾炎同时或先后发生。

由于类风湿关节炎患者继发性淀粉样变的发生与炎症活动程度密切相关,随着控制炎症新的药物的出现,使炎症活动及严重程度得到有效控制,因而使得类风湿关节炎患者继发性淀粉样变的发病率大大降低。

四、药物性肾损害

类风湿关节炎患者肾损害除与类风湿关节炎病变本身有关外,部分与类风湿关节炎的治疗药物相关。

(一)非甾体抗炎药肾损害

非甾体抗炎药(NSAIDs)是一类缓解类风湿关节炎患者症状的常用药物。因此,了解非甾体抗炎药对肾脏的作用,是关乎类风湿关节炎患者预后的非常重要问题。

非甾体抗炎药可通过改变肾脏局部血流动力学和引起急性间质性肾炎等而导致急性肾损伤(acute kidney injury,AKI),且常伴有肾病综合征的发生。这可能与非甾体抗炎药抑制前列腺素的合成有关。此外,非甾体抗炎药尚可致急性肾小管坏死、MN 和慢性肾脏病等。

此外,非甾体抗炎药可通过肝肾细胞内 p450 氧化酶系统代谢形成的活性产物以共价键形式与肾组织蛋白结合,可引起肾细胞的氧化损伤。非甾体抗炎药还引起小血管及毛细血管基膜均匀性增厚等微血管病变。

1.急性肾损伤

一般生理状态下,在肾组织中,前列腺素的合成并不多,其作用的重要性并不突显。但当患者存在肾脏基础病变、低血流量、肾组织局部高血管紧张素 Ⅱ 活性时,前列腺素(尤其是前列腺环素和前列腺素 E_2)的合成明显增加,拮抗血管紧张素 Ⅱ 及其他血管活性物质的收缩血管作用,扩张肾血管,改善肾血流量,提高肾小球滤过率,保护肾功能。由此可见,当类风湿关节炎患者使用非甾体抗炎药时,可抑制前列腺素合成,引起肾脏缺血,降低肾小球滤过率,升高血清肌酐。此作用常发生于用药后的 3～7 天。

2.急性肾小管坏死

由于非甾体抗炎药可抑制前列腺素的合成,肾血管收缩,导致肾脏缺血,进而发生急性肾小管坏死。当同时应用其他肾毒性药物(如造影剂)时,其发生率则明显增加。因此,当患者需行造影剂检查时,应停用非甾体抗炎药。

3.急性间质性肾炎及肾病综合征

非甾体抗炎药致急性肾损伤的另一重要原因是急性间质性肾炎(表现为肾间质以 T 淋巴细胞为主的炎症细胞的浸润),常伴发肾病综合征(其病理常为微小病变肾病)。肾病综合征的发生与活化 T 淋巴细胞释放的毒性淋巴因子的作用有关。以上病变最多见于非诺洛芬,但也可由其他非选择性非甾体抗炎药引起。另有报道,选择性 COX-2 抑制剂亦可引起该病理改变。

非甾体抗炎药致急性间质性肾炎及肾病综合征的机制尚不明确,可能与非甾体抗炎药抑制环氧合酶,增加花生四烯酸向白三烯转化,从而激活辅助 T 细胞的作用有关。

患者可表现为血尿、无菌性脓尿、白细胞管型、蛋白尿、肾小管酸中毒及血清肌酐的升高。典型变态反应的表现如发热、皮疹、嗜酸性粒细胞血症和嗜酸性粒细胞尿症等并不多见,但可部分出现。病情常可于非甾体抗炎药停用数周至数月内自发缓解。当怀疑存在非甾体抗炎药导致的间质性肾炎时,则应终止使用非甾体抗炎药。

4.MN

早期的报道认为几乎所有非甾体抗炎药诱发的肾病综合征其病理均为微小病变,然而,有证据表明 MN 也是肾病综合征的原因之一。其发生与一种特殊的非甾体抗炎药,即双氯芬酸的使用有关。

此外,除上述病变外,每天长期使用非甾体抗炎药可使患者发生慢性肾脏病的风险增加,这可能与肾乳头坏死等因素有关。晚期可出现高血压和肾衰竭等。

非甾体抗炎药肾损害的治疗主要有:停用非甾体抗炎药,维持尿量在每天 2 000 mL 以上,慎用利尿剂,控制高血压和尿路感染。非甾体抗炎药急性间质性肾炎预后良好,几乎所有的早期患者在停药后数周至数月内肾功能恢复,肾病综合征缓解。对合并肾病综合征及肾脏病理显示广泛炎细胞浸润者,停用非甾体抗炎药1~2周后肾功能仍不能好转者,激素治疗可能有疗效。终末期肾衰竭及未完全停用非甾体抗炎药者则预后较差。伴难治性高血压、高尿酸血症、尿路梗阻、局灶性肾小球硬化者在停用非甾体抗炎药后肾功能也常缓慢恶化,预后不佳。

(二)青霉胺肾损害

青霉胺所致的肾损害与青霉胺的剂量和时间等密切相关,青霉胺的剂量越大,治疗时间越长,越易导致肾损害。肾损害可发生于青霉胺治疗后 4～18 个月。青霉胺用量>500 mg/d 者易出现蛋白尿,严重者出现肾病综合征。青霉胺较易引起 MN,可能原因为青霉胺作为半抗原沉积于肾小球基膜,引起免疫复合物肾炎。使用激素可使尿蛋白很快消失。青霉胺也可引起系膜增生性肾小球肾炎、新月体肾小球肾炎和狼疮样表现,甲泼尼龙冲击及泼尼松治疗可改善病情。

(三)金制剂肾损害

金制剂治疗常可引起蛋白尿、血尿,但肾病综合征少见,肾脏主要病理表现为 MN。金可沉积于肾小管细胞的线粒体内和间质巨噬细胞内,引起小管间质性肾炎,进而小管上皮细胞损伤释放出抗原,通过免疫反应诱导自身抗体产生,形成免疫复合物,沉积于肾小球上皮下,从而发生 MN。电镜下可见上皮细胞足突间免疫复合物(含有 IgG 和 C3)的沉积。停用金制剂并使用糖皮质激素可使尿蛋白、血尿改善或缓慢消失。Katz 等报道,1 283 例类风湿关节炎口服金诺芬治疗后,41 例出现蛋白尿,其中 15 例轻度异常(0.15～1.0 g/d),17 例中度异常(1.0～3.5 g/d),9 例重度异常(>3.5 g/d),停药后尿蛋白多于 1 年内缓解,不遗留永久肾损害。口服金制剂较静脉用金制剂不良反应小,耐受性好。

(四)环孢素 A 肾损害

环孢素 A(cyclosporin A,CsA)的治疗可引起肾损害。其机制可能与 CsA 引起肾血管收缩,进而降低肾小球滤过率,以及直接损伤肾小管细胞等有关。CsA 相关肾病可分为急性肾病和慢性肾病。急性 CsA 相关肾病的病理主要表现为急性肾小管坏死、间质水肿及淋巴细胞浸润,小动脉中层黏液样改变、血管壁透明样改变、肾小球系膜基质轻度增生。临床上可表现为急性可逆性肾衰竭、溶血性尿毒症综合征、动静脉栓塞等。慢性 CsA 相关肾病的病理可表现为肾小管空泡变性、坏死脱落及小管萎缩,肾间质局灶性条带状纤维化,小动脉壁透明样变性,少数可见局灶性肾小球硬化。慢性 CsA 相关肾病多发生于应用 CsA 一年以上者,表现为蛋白尿、高血压及渐进性肾功能损害。一般认为小剂量 CsA 导致肾损害的可能性小。Rodriguez 报道,22 例 RA 患者接受 CsA 治疗,初始剂量<4 mg/(kg·d),以后剂量<5 mg/(kg·d),87 个月后肾活检证实未发生 CsA 相关肾病,肾功能未恶化。慢性 CsA 相关肾病的预后与肾功能异常持续时间相关。防治 CsA 相关肾病的措施主要包括合理掌握 CsA 用量,监测血 CsA

浓度和肾功能;应用钙离子通道阻滞剂减少 CsA 肾毒性,增加 CsA 的免疫抑制效果;合用小剂量 $1,25(OH)_2D_3$,减少 CsA 用药剂量,维持免疫抑制功能,从而降低 CsA 肾毒性。

(五)甲氨蝶呤肾损害

甲氨蝶呤可引起肝功能损害、骨髓抑制等,肾损害少见。本品主要由肾排出,其肾毒性与剂量有关。甲氨蝶呤经肾脏排泄时可引起肾小管阻塞或对肾小管的直接毒性作用而导致急性肾衰竭。适度水化(保持尿量>100 mL/h),碱化尿液等措施可减少肾衰竭的发生。由于肾功能减退可使该药半衰期延长,故应根据肾功能调整其剂量。

第二节　狼疮肾炎

系统性红斑狼疮(systemic lupus erythematosus,SLE)是由多种复杂因素共同作用,个体差异明显、病程迁延反复的器官非特异性自身免疫性疾病。血清中出现以 ANA 为代表的多种自身抗体和多个器官、系统受累是 SLE 的两大主要临床特征。SLE 累及肾脏即称为狼疮肾炎(lupus nephritis,LN),LN 是 SLE 较常见且严重的并发症,也是我国继发性肾小球疾病的首要原因。

一、病因和发病机制

SLE 的病因及发病机制至今仍未完全明确,可能与遗传、环境因素、激素异常及免疫紊乱等有着密切关系。SLE 发病机制中,T 细胞过度活跃和不耐受自身成分,促使 B 细胞增殖、产生一系列自身抗体,由此形成的自身免疫复合物沉积及多器官炎症反应决定了 SLE 及 LN 病变的性质和程度。

(一)遗传、环境因素及激素异常

SLE 存在显著的家族聚集性和种族差异性,同卵双胞胎同患 SLE 的概率超过 25%,而异卵双胞胎只有 5%。SLE 患者家庭成员的自身抗体阳性率及其他自身免疫疾病均高于普通人群,提示 SLE 有非常明显的遗传倾向。

SLE 流行病学研究发现缺乏补体成分(C1q、C2、C4)的纯合子,及 FcγRⅢ受体基因多态性与 SLE 发病易感性相关。采用全基因组关联分析(genome-wide association studies,GWAS)方法确定了一些 SLE 易感基因,这些基因与 B 细胞信号转导、Toll 样受体和中性粒细胞功能相关。

环境因素在 SLE 与 LN 的发生上也起到重要的作用,阳光或紫外线照射均能诱导和加剧 SLE 和 LN。激素异常在 SLE 及 LN 发病中的作用体现在 SLE 女性患病率高,怀孕或分娩后不久有些患者 SLE 症状加重以及某些情况下激素对 SLE 的治疗作用。虽然某些药物会导致 SLE 或狼疮样症状,但这些患者很少出现 LN。目前病毒导致 SLE 的证据尚不充分。

自发性和诱导性 SLE 小鼠模型包括 NZB B/WF1 杂交鼠,BXSB 和BRL/lpr 模型鼠等。SLE 动物模型研究发现细胞凋亡异常,导致缺陷的细胞克隆清除障碍以及 B 细胞的异常增殖;在动物模型上注射抗 DNA 抗体、抗磷脂抗体或平滑肌抗原(SMA)多肽类似物可诱导动物的 SLE。

(二)SLE 的自身免疫异常

SLE 起始于自身免疫耐受性的丧失和多种自身抗体的产生。抗体针对与转录和翻译机制有关的核酸和蛋白质,如核小体(DNA-组蛋白)、染色质抗原及胞质核糖体蛋白等。多克隆性 B 细胞增生,合并 T 细胞自身调节缺陷是自身抗体产生的基础。免疫异常机制包括机体不能消除或沉默自身免疫性 B 细胞及 T 细胞自身抗原的异常暴露或呈递,T 细胞活性增加、B 细胞激活细胞因子增加;机体不能通过凋亡清除或沉默自身反应性细胞(即免疫耐受),这些细胞克隆性增生导致自身免疫性细胞和抗体生成增加。SLE 自身抗原异常暴露的原因可能是由于自身抗原在凋亡细胞表面聚集,并致幼稚细胞突变而发生自身免疫性细胞的克隆性增殖。此外与自体细胞有相似序列的病毒或细菌多肽可充当"模拟抗原",诱导类似的自身免疫性细胞增殖。抗原呈递过程中,某些核抗原能作用于细胞内的各种 Toll 样受体而触发免疫反应。

(三)LN 的发病机制

狼疮肾炎被认为是免疫复合物介导的炎症损伤所致,SLE 自身抗体与抗原结合形成抗原抗体复合物,如果没能被及时清除,免疫复合物就会沉积于系膜、内皮下及血管壁,从而导致弥漫性炎症。LN 肾小球受累的特点是循环免疫复合物沉积和原位免疫复合物的形成。LN 患者体内会有抗 ds-DNA、SMA、C1q 及其他各种抗原的抗体,但每种抗体在免疫复合物形成中的确切作用仍不清楚。一般情况下,系膜和内皮下的免疫复合物是由循环免疫复合物沉积所致,而上皮下免疫复合物往往由原位免疫复合物形成。免疫复合物在肾小球内的沉积部位与复合物大小、所带电荷、亲和力、系膜细胞清除能力及局部血流动力学有关。免疫复合物在肾小球内沉积可激活补体并导致补体介导的损伤、使促凝血因子活化、白细胞浸润并释放蛋白水解酶,并可激活与细胞增殖和基质形成有关的一系列细胞因子。有抗磷脂抗体(APA)的 LN 患者,肾小球内高压和凝血级联反应的活化也导致肾小球损伤。LN 的其他肾脏损伤还包括程度不等的血管病变,从血管壁免疫复合物沉积到罕见的坏死性血管炎损害。LN 还常见有肾小管间质病变。

二、流行病学

SLE 和 LN 的发病率和患病率各国报道结果不一致,与年龄、性别、种族、地理区域、所用诊断标准和确诊方法有关。SLE 高发年龄为 15～45 岁,成年女性患病率约为 110.3/10 万,成年 SLE 患者中 90％为女性。SLE 患者中,LN 患病率在男女性别间没有显著差异;但儿童和男性 LN 患者的病变更严重,老年人LN 相对病变较轻。非裔美国人、加勒比黑人、亚裔及西班牙裔美国人 SLE 和LN 的患病率是高加索人的 3～4 倍。导致 LN 的其他危险因素包括青年人、社会经济地位较低、有多条美国风湿病学会(ACR)SLE 诊断标准、SLE 患病时间长、SLE 阳性家族史和高血压等。

三、临床表现

(一)肾脏临床表现

30％～50％SLE 患者确诊时有肾脏受累,常出现程度不同的蛋白尿、镜下血尿、白细胞尿、管型尿、水肿、高血压及肾功能不全等。临床可表现急性肾炎综合征、慢性肾炎综合征、肾病综合征、急进性肾炎以及镜下血尿和(或)蛋白尿,少数表现为间质性肾炎及肾小管功能障碍、肾小管酸中毒(RTA)等。

1.蛋白尿

几乎所有的 LN 患者都会出现程度不等的蛋白尿,常伴有不同程度的水肿。

2.血尿

出现率可达 80％,以镜下血尿为主,罕有肉眼血尿。血尿罕有单独出现,均伴有蛋白尿。

3.肾病综合征

约 50％患者可表现为肾病综合征,多见于肾脏病理表现重者。

4.高血压

有 20％～50％的患者可出现高血压。肾脏病理表现重者出现高血压的概率大,高血压一般程度不重,罕有表现为恶性高血压者。

5.肾功能不全

约 20％的患者在诊断 LN 时即有肌酐清除率的下降,但表现为急性肾衰竭(ARF)者少见。LN 致 ARF 的原因有新月体肾炎、严重的毛细血管腔内微血栓形成、急性间质性肾炎及肾脏大血管的血栓栓塞等。

6.肾小管功能障碍

很多患者常可表现为肾小管功能障碍,如肾小管酸中毒与低钾血症(RTA Ⅰ型)或高钾血症(RAT Ⅳ型)。

临床上两种特殊类型的 LN 应引起重视,分别为亚临床型(静息)LN 及隐匿性红斑狼疮。亚临床型指病理检查有 LN 的活动性增生性表现,但临床上没有提示疾病活动的临床症状或尿沉渣变化(但如仔细检查可能会发现微量血尿和红细胞管型,无肾功能损害、抗 ds DNA 及血清补体水平正常。亚临床型 LN 极为罕见,常发生于 SLE 的早期,随 SLE 病程延长,逐渐出现肾脏病的临床表现及实验室异常。

隐匿性红斑狼疮指少数 SLE 患者,以无症状性蛋白尿或肾病综合征为首发症状,在相当长的病程中无 SLE 的特征性表现;ANA 及抗双链 DNA(ds-DNA)抗体往往阴性,往往误诊为原发性肾炎。这些患者在有肾脏病临床表现后数月到数年出现 SLE 肾外表现及自身抗体阳性,肾活检多为膜性 LN,无肾外表现可能与抗 DNA 抗体的低亲和力和低滴度有关。

(二)肾外临床表现

活动性 SLE 患者常有一些非特异性主诉,如乏力、低热、食欲缺乏及体重减轻等。其他常见表现包括口腔溃疡、关节痛、非退行性关节炎及各种皮肤损害;包括光过敏,雷诺现象和经典的面部"蝶形红斑"。皮肤网状青斑可能与流产、血小板计数减少和存在 APA 有关。SLE 神经系统受累表现为头痛、肢体瘫痪、精神症状甚至昏迷。SLE 浆膜炎包括胸膜炎或心包炎。SLE 血液系统异常包括贫血、血小板和白细胞计数减少。贫血可能与红细胞生成缺陷、自身免疫性溶血或出血有关;血小板和白细胞计数减少可能是 SLE 所致或者与药物有关。其他器官、系统受累还包括肺动脉高压、Libman-Sacks 心内膜炎和二尖瓣脱垂等,SLE 患者脾和淋巴结肿大也很常见。

四、实验室检查

(一)尿液检查

除蛋白尿外,尿沉渣可见红细胞、白细胞、颗粒及细胞管型。尿白细胞可为单个核细胞或多形核细胞,但尿培养为阴性。

(二)血液检查

除贫血、血小板及白细胞计数减少外,大部分患者有血沉增快、C-反应蛋白升高及高 γ-球蛋白血症。血浆清蛋白常降低,部分患者血肌酐水平升高。

(三)免疫学检查

1.ANA

确诊 LN 必须有血清 ANA 阳性,超过 90％的未治疗患者 ANA 阳性,但 ANA 的特异性不高(65％),ANA 可见于其他风湿性疾病(如类风湿关节炎、干燥综合征及混合性结缔组织病等)和非风湿性疾病患者。ANA 包括一系列针对细胞核抗原成分的自身抗体,其中抗双链 DNA(ds-DNA)抗体对 SLE 的诊断具有较高的特异性(95％),高滴度的抗 ds-DNA 与疾病的活动性相关。抗 Sm 抗体是诊断 SLE 非常特异的抗体(99％),但敏感性仅为 25％～30％;该抗体的存在与疾病的活动性无关。与抗 ds-DNA 比较,抗 C1q 抗体与活动性 LN 的相关性更好、也可用于判断 LN 的预后。

2.APA

国外报道 30％～50％SLE 患者 APA 阳性,包括抗心磷脂抗体(anti-cardiolipin antibody,aCL)、抗 β_2-糖蛋白Ⅰ抗体(aβ_2-GPⅠ)及狼疮抗凝物(lupus anticoagulant,LA)等。这些抗体在体外能使磷脂依赖性凝血时间(APTT 及 KCT)延长,但在体内与血栓栓塞并发症有关;APTT 及 KCT 延长不能被正常血浆所纠正。APA 与肾动脉、肾静脉、肾小球毛细血管栓塞、Libman-Sacks 心内膜炎、脑栓塞、血小板计数减少、肺动脉高压及频发流产有关。高凝倾向的原因可能包括血管内皮功能异常、血小板聚集增强、前列环素和其他内皮细胞抗凝因子生产减少和纤溶酶原激活等。

3.补体

未治疗的 SLE 患者约 75％有低补体血症,血清补体 C3、C4 水平同时降低或只有 C4 降低,补体降低水平与疾病活动性呈负相关。

五、肾脏病理

LN 肾脏病理表现多样,肾小球、小管间质、肾血管均可累及。循环或原位免疫复合物在肾脏沉积,诱导补体介导的炎症反应,导致肾脏不同程度的损伤;沉积部位不同,临床表现各异。如系膜区沉积,临床多表现为血尿、少量蛋白尿;内皮下沉积可导致血尿、蛋白尿及肾小球滤过率的下降;上皮下沉积和肾病范围、蛋白尿及 MN 相关。

(一)病理分型

LN 以肾小球病变为最主要的病理改变,目前多采用国际肾脏病学会和肾脏病理学会联合制订的国际标准(ISN/RPS 分型),ISN/RPS 根据光镜(LM)、免疫荧光(IF)和电镜(EM)结果,将 LN 分为 6 型。

LN(尤其是 IV 型)免疫荧光检查常可见大量 IgG 和 C1q,并且有 IgG、IgA 和 IgM 及早期补体成分如 C4,和 C1q 与 C3 共同存在。3 种免疫球蛋白及 C1q 和 C3 的共同沉积被称为"满堂亮"现象,高度提示 LN 诊断,C1q 强阳性也常提示 LN。IL 肾小球毛细血管襻还可见纤维蛋白沉积,新月体病变处更为明显。电镜下免疫沉积物的分布与免疫荧光表现相符合,一些电子致密物呈指纹样,由微管状或纤维样结构组成,直径 10～15 nm。LN 患者肾活检标本中,在内皮细胞扩张的内质网中有时还可见 24 nm 的管网状物。

(二)肾间质和血管病变

LN 肾小管间质病变多伴发于较严重的肾小球病变。在增生性 LN 患者,沿着肾小管基膜可见免疫复合物沉积,可见 CD4$^+$ 和 CD8$^+$ 淋巴细胞和单核细胞间质浸润。活动性病变中有细胞在肾小管浸润和肾小管炎表现;慢性非活动性期患者,主要表现为肾间质纤维化。间质性肾炎往往与肾功能不全及高血压有关,有报道沿肾小管基膜免疫复合物沉积与高滴度的抗 ds-DNA 和血清补体水平降低相关。个别情况下,LN 可表现为突出的肾小管间质炎症而肾小球病变很轻,并出现急性肾衰竭或肾小管酸中毒。

LN 还可见到一系列血管病变,血管炎很少见。通常情况下,IF 和 EM 下血管壁有免疫复合物沉积;有时在严重增生性 LN 患者可见纤维素样非炎症性血管坏死,或者有血栓性微血管病。血栓性微血管病患者可出现血清 APA 阳性,既往有血栓事件病史,并常与增生性 LN 同时存在。

(三)临床和病理的相关性

LN 的临床症状与 ISN 病理类型有关。

(1)I 型患者通常没有临床肾脏病表现,尿检及肾功能均正常。

(2)II 型患者可能有抗 ds-DNA 升高和补体水平降低,尿沉渣往往阴性,高血压发生率不高,可出现轻度蛋白尿(<2 g/24 h),肾功能往往正常。I 型和 II 型患者预后良好,但有微小病变或狼疮足细胞病的患者例外,这些患者可出现肾病综合征。

（3）Ⅲ型患者临床表现差别较大，活动性ⅢA或A/C患者常有血尿、高血压、低补体血症和蛋白尿，严重者可出现肾病综合征，1/4的患者会有血清肌酐水平升高；ⅢC患者几乎均有高血压和肾功能下降，而无活动性尿沉渣。增生性病变肾小球比例不高的患者对治疗反应良好，肾损害进展缓慢；而受累肾小球数目在50%左右，或有坏死性病变及新月体形成的患者，其临床表现及预后与ⅣA患者无明显差异。是否重度局灶节段增生性Ⅲ型患者比弥漫性增生性Ⅳ型患者预后更差，尚存在争议。

（4）ⅣA型患者临床症状往往较重，常有大量蛋白尿、高血压、活动性尿沉渣，多有肾病综合征和不同程度的肾功能损害。有明显的低补体血症和较高的抗ds-DNA水平。多数情况下弥漫增生性Ⅳ型患者肾脏预后很差，增生严重者或伴大量新月体形成的患者可发生ARF。ⅣS型患者预后是否较ⅣG型更差尚有争议。

（5）Ⅴ型患者表现为蛋白尿和肾病综合征。其中40%的患者为非肾病性蛋白尿、20%的患者尿蛋白可<1 g/24 h。少数患者可有活动性尿沉渣，SLE血清学异常不明显，肾功能往往正常。有些患者在发展为SLE前表现为特发性肾病综合征。Ⅴ型患者易出现血栓性并发症，如肾静脉血栓形成和肺栓塞。

（6）Ⅵ型患者常是Ⅲ或Ⅳ型LN的终末期阶段，许多患者持续有血尿、蛋白尿，并伴有高血压和肾小球滤过率下降。

（四）病理分型的转换与预后

病理分型对于估计预后和指导治疗有积极的意义。通常Ⅰ型和Ⅱ型预后较好，部分Ⅲ型，Ⅳ型和Ⅵ型预后较差。LN的病理类型是可以转换的，一些临床表现近期加重的患者，病理会从一个较良性或增生不明显的类型（Ⅱ型或Ⅴ型）转变为增生活跃的病变类型（Ⅲ型或Ⅳ型）；而活动性Ⅲ型或Ⅳ型患者经过免疫抑制剂治疗，也可以转变为主要为膜性病变的类型（Ⅴ型）。

肾脏病理提示LN活动性（可逆性）指数包括肾小球细胞增生性改变、纤维素样坏死、核碎裂、细胞性新月体、透明栓子、金属环、炎细胞浸润，肾小管间质的炎症等；而肾小球硬化、纤维性新月体，肾小管萎缩和间质纤维化则是LN慢性（不可逆性）指数。活动性指数高者，肾损害进展较快，但积极治疗仍可以逆转；慢性指数提示肾脏不可逆的损害程度，药物治疗只能减缓而不能逆转慢性指数的继续升高。研究发现高活动性和慢性指数（活动指数>7及慢性指数>3）的患者预后不良，这些患者有细胞性新月体及间质纤维化。病理标本显示广泛的肾小球硬化或肾间质纤维化提示肾脏预后极差。

六、诊断和鉴别诊断

(一)诊断

SLE 的基础上,有肾脏病变的表现则可诊为 LN。SLE 的诊断多采用 ACR 1997 年更新的标准,11 项标准中符合 4 项或以上诊断该病的敏感性和特异性可达 96%。对于一个有典型临床表现和血清学标志物的年轻女性患者,SLE 的诊断容易确定;但 ACR 诊断标准是 SLE 分类标准,是为 SLE 临床研究确保诊断正确性而制订的,临床上有些非典型的或早期狼疮患者并不符合上述标准。由于疾病的表现会随着 SLE 的进展而有所变化,可能需要较长时间的观察才能确定诊断,如膜性 LN 患者早期可能并不符合 4 项确诊标准,这些患者病情进展一段时间后才具备典型的 SLE 的临床表现。

(二)鉴别诊断

典型的 LN 诊断困难不大,但有些情况下,LN 需与以下疾病相鉴别。

1.与 SLE 相似的多系统受累的疾病

如干燥综合征、原发性抗磷脂抗体综合征、ANA 阳性的纤维肌痛症及血栓性微血管病等,这些疾病可以有肾损害。需注意的是 SLE 可以和一些多系统或器官特异性自身免疫性疾病重叠存在。

2.其他风湿免疫性疾病肾损害

如皮肌炎、系统性硬化症、混合性结缔组织病、小血管炎等均可表现为全身多系统受累及 ANA 阳性,当累及肾脏时应与 LN 鉴别。类风湿关节炎也可伴系膜增生性肾小球肾炎及淀粉样变性肾病。临床上可根据特征性皮损、关节受累特点、特异性的血清学指标(如 ANCA)并行自身抗体检查进行鉴别,有困难时需行肾穿刺活检根据病理鉴别。

3.其他继发性肾小球肾炎

如过敏性紫癜可有紫癜样皮疹、全身症状、关节炎、腹痛和肾小球肾炎,但肾活检免疫荧光主要为 IgA 在系膜区沉积;而多数增生性 LN 肾活检免疫荧光呈"满堂亮"现象。细菌性心内膜炎和冷球蛋白血症累及肾脏可致急进性肾小球肾炎,患者往往有血清补体水平降低,需与 LN 鉴别。

七、治疗

LN 的治疗要个体化,因人而异,应根据病理类型、SLE 肾外表现等选择治疗方案。LN 治疗的目的是要达到疾病的缓解,防止复发,避免或延缓不可逆的脏器病理损害,并尽可能减少药物不良反应。目前激素和免疫抑制剂仍是治疗LN 的基本药物。

(一)Ⅰ型、Ⅱ型患者

不需要针对肾脏的治疗,治疗以控制 SLE 的肾外症状为主。大多数患者远期预后良好,Ⅱ型微小病变肾病综合征和狼疮足细胞病患者与微小病变肾病类似,应予短期大剂量激素治疗。

(二)活动局灶增生性 LN 和活动弥漫增生性 LN

活动局灶增生性 LN(ⅢA 和ⅢA/C)和活动弥漫增生性 LN(ⅣA 和ⅣA/C)需采用激素和免疫抑制联合治疗。活动增生性 LN 的治疗分为诱导治疗及维持治疗两个阶段。诱导治疗是针对急性的、危及生命或器官功能的病变,需迅速有效地控制住病情,从而减轻组织的破坏和随后的慢性损伤。患者的病情经过诱导治疗得到缓解后,需转入维持治疗阶段;维持性治疗则需要长期用药,以减少病变复发,延缓终末期肾脏疾病(ESRD)发生。

1.诱导治疗

使用大剂量激素联合其他免疫抑制剂(主要为环磷酰胺或吗替麦考酚酯)。诱导治疗的目标是达到肾炎缓解。完全缓解指蛋白尿<0.5 g/d 或尿蛋白肌酐比值<0.5 g/g,无肾小球性血尿或红细胞管型,肾功能正常或基本稳定;同时血清学标志物会有改善(抗 DNA 抗体水平升高、血清补体水平下降)。诱导治疗的时间应至少 3 个月,可延长至 6 个月甚至更长(取决于疾病严重程度),6 个月无效患者需考虑强化治疗。

(1)口服泼尼松或泼尼松龙[1 mg/(kg·d)或 60 mg/d],持续 4～6 周,若病情开始缓解可逐渐减少用量;或甲泼尼龙静脉冲击治疗(0.5～1 g/d,1～3 天),之后口服泼尼松[0.5 mg/(kg·d)],3～6 个月后,口服剂量逐步减少到约 10 mg/d。

甲泼尼龙静脉冲击治疗指征为:狼疮活动致急进性肾炎综合征,病理表现为肾小球活动病变明显、有广泛的细胞性新月体、襻坏死,狼疮脑病,系统性血管炎,严重血小板计数减少,溶血性贫血或粒细胞缺乏,严重心肌损害致心律失常等。一些非对照性试验提示甲泼尼龙静脉冲击疗法比口服足量激素更加有效且毒副作用小。激素的不良反应包括水钠潴留、易患感染、消化道溃疡、高血压、高脂血症、神经心理障碍、类固醇性糖尿病、向心性肥胖、白内障、青光眼、伤口愈合延迟、儿童生长发育迟缓、骨坏死及骨质疏松等。长期使用激素需逐渐减量,尤其是每天用量＜15 mg时,不可骤停药物。

(2)环磷酰胺(CTX)可静脉注射或口服。对于肾功能恶化迅速的弥漫增生性LN,病理显示广泛的细胞性新月体、襻坏死;推荐应用美国国立卫生研究院(NIH)方案:CTX($0.5\sim1$ g/m²),每月1次,连用6个月,然后改为每3个月1次,直至完全缓解。但该方案不良反应较大,可能出现严重感染、出血性膀胱炎、性腺功能损害、脱发等,这些不良反应限制了NIH方案在临床上的应用。为避免大剂量CTX的不良反应,对于轻中度增生性LN患者,推荐欧洲风湿病协会(ELNT试验)的方案(EURO-Lupus):CTX(0.5 mg),每2周1次,连用3个月,然后转为硫唑嘌呤(Aza)维持治疗[2 mg/(kg·d)]。增生性LN患者诱导治疗也可口服CTX[$1\sim1.5$ mg/(kg·d),最大1.5 mg/(kg·d)],连用$2\sim4$个月。

(3)吗替麦考酚酯(MMF):一般$1.5\sim2$ g/d,连用$6\sim12$个月。最近一项国际多中心、开放性、前瞻性的随机对照临床试验(ALMS)的结果显示,MMF和静脉用CTX在诱导治疗LN的疗效方面无差异,在不良事件发生率及病死率方面也基本相当。虽然MMF的疗效并不优于CTX,但是它对LN能起到有效的诱导缓解作用。临床上对于不能耐受CTX或CTX治疗后复发的LN患者,MMF仍可作为有效的替代药物。MMF的不良反应常见有胃肠道反应,包括恶心、呕吐、腹泻、口腔及肠道溃疡;其次为骨髓抑制(如白细胞计数减少);长期应用导致感染增加,尤其是病毒感染(如CMV感染)及卡氏肺孢子菌感染(如卡氏肺孢子菌肺炎),须引起警惕。

(4)难治性增生性LN的治疗:部分增生性LN患者使用激素联合CTX或MMF诱导治疗仍不能缓解,可考虑应用二线或三线药物,包括利妥昔单抗、静脉注射用人免疫球蛋白及他克莫司等。

利妥昔单抗是一种嵌合鼠/人的单克隆抗CD20抗体。它可以通过抗体及补体介导的细胞毒作用,诱导细胞凋亡的途径来清除体内异常增生的B细胞。每次1 g静脉输注4小时以上,2周后可重复给药。一些临床试验结果显示,利妥昔单抗对难治性LN患者疗效较好。但是治疗时间、合并用药等需要进一步规范,用于LN治疗的长期疗效还有待进一步证实。

静脉注射用人免疫球蛋白可抑制补体介导的损害,调节T细胞和B细胞功能,下调自身抗体产生。可作为重症LN的辅助用药,但目前尚缺乏标准化的用药方案。

他克莫司:免疫抑制机制与CsA相似。他克莫司与胞质内结合蛋白(FKBP12)相结合,抑制钙调神经磷酸酶的活性,阻断钙离子依赖的信号转导通路,抑制

T 细胞活化有关的细胞因子,抑制 T 细胞及 B 细胞的活化和增殖。该药联合激素能控制弥漫增殖性 LN 的病情活动,复发率低。他克莫司推荐起始剂量为 0.1～0.3 mg/(kg·d),每 12 小时空腹服用 1 次,不良反应与 CsA 相似,其多毛、牙龈增生、高血压、高尿酸血症及肾毒性发生率均小于 CsA;而糖尿病及震颤的发生率高于 CsA。

多靶点治疗:联合应用作用于不同靶点的药物,如激素＋MMF＋他克莫司或 CsA。这种联合用药治疗,可将 V＋Ⅳ型、V＋Ⅲ型及Ⅳ型病变都有效地控制。多靶点疗法虽然应用了多种药物,但每种药物的剂量减小(常用药物剂量的一半),减少了免疫抑制剂的不良反应,初步结果尚满意,长期疗效和安全性有待进一步观察。

其他治疗方法:有报道血浆置换用于难治性及迅速进展性 LN 患者的辅助治疗,但尚无临床试验说明血浆置换在患者生存率、肾脏存活率、尿蛋白减少和改善肾小球滤过率方面有显著效果。造血干细胞移植已经成功地用于治疗部分 SLE 患者,显示干细胞移植可能是治疗难治性 LN 的有效手段。此外,还有一些有望治疗 LN 的生物制剂正处于临床研究阶段,如 CTLA4-Ig、抗 CD22 单抗等。

2.维持治疗

一般应用口服激素联合免疫抑制剂,激素在维持治疗中起主要作用。通常使用最低有效量的激素(如泼尼松或泼尼松龙 5～10 mg/d),以减小长期激素治疗的不良反应。免疫抑制剂首选 MMF 或 Aza,其他可选免疫抑制剂包括 CTX、CsA、他克莫司、来氟米特及雷公藤多苷等。维持治疗 MMF 可予 1～1.5 g/d,病情稳定 2 年后可减至 1 g/d 以下;Aza 根据患者个体反应可予 1～2 mg/(kg·d),Aza 不良反应较轻,可长期维持用药;最常见不良反应是骨髓抑制,其他不良反应包括肝功能损害、黄疸、脱发等。目前维持阶段的持续时间尚无定论,多数临床试验的维持时间在 2 年以上。

(三)膜性 LN(Ⅴ)

对于存在增生性病变的混合型(Ⅴ＋Ⅲ或Ⅴ＋Ⅳ型)患者,治疗同Ⅲ或Ⅳ型。可用激素联合免疫抑制剂,如 MMF(治疗 6 个月)、CsA[4～6 mg/(d·kg)],治疗 4～6 个月)、CTX 或他克莫司等。对于单纯膜性 LN,尚无最佳治疗方案,Ⅴ型肾病综合征很少自发缓解,可予激素联合 CsA 治疗。CsA 不良反应包括肾毒性、肝脏不良反应、高血压、胃肠道反应、多毛、牙龈增生、高尿酸血症及痛风、骨痛、血糖升高、震颤、高钾血症、低镁、低磷血症、肾小管酸中毒,以及引起肿瘤和感染等。

(四)LN 的一般治疗

如果没有禁忌证,所有患者应服用羟氯喹 200～400 mg/d,该药可预防 LN 复发,并可减少血管栓塞并发症。其他支持治疗包括应用血管紧张素转化酶抑制剂或血管紧张素 Ⅱ 受体拮抗剂控制高血压及蛋白尿,使用抗骨质疏松药物,预防心血管事件及 SLE 其他并发症。

(五)LN 终末期肾病及肾移植

多数 LN 致终末期肾病为 Ⅵ 型 LN,表现为肾小球硬化、肾间质纤维化、肾小管萎缩。但也有些迅速进展至肾衰竭的 LN 患者,甚至已经透析治疗,肾脏病理仍可能有活动性病变;这些患者仍需免疫抑制治疗,有些患者治疗效果较好。但注意不能治疗过度,以免出现严重不良反应。

终末期肾病的 LN 患者,如果全身病变稳定,可考虑肾移植。由于移植后机体处于免疫抑制状态,LN 在移植后较少复发(复发率为 3%～30%)。LN 复发引起移植肾失败的病例罕见,大多数复发病例的病理表现与自体肾 LN 病变相同,加大免疫抑制剂用量可控制复发的 LN。

八、预后

SLE 目前尚不能根治,近年随着 LN 诊治水平的显著提高,LN 的生存率已得到显著的改善。急性期 LN 患者的死亡原因主要是肾脏以外的重要器官受累及重症感染,后期主要死因包括终末期肾衰竭、感染、心肌梗死等心脑血管事件。影响 LN 预后的临床指标包括肾脏病理表现、基线血清肌酐及尿蛋白水平、高血压、重度贫血、血小板计数减少、低补体血症和高抗 ds-DNA 水平。此外,是否及时治疗、治疗后蛋白尿下降的程度及肾病复发情况也是影响 LN 预后的主要因素。

第三节　过敏性紫癜肾炎

过敏性紫癜(Henoch-Schönlein purpura,HSP)属于系统性小血管炎,主要侵犯皮肤、胃肠道、关节和肾脏。病理特点为含有 IgA 的免疫复合物沉积在受累脏器的小血管壁引起炎症反应。肾脏受累表现为免疫复合物性肾小球肾炎。过敏性紫癜的皮肤损害 1801 年由 Heberden 首次描述,1837 年后 Schönlein 陆续将这种皮肤损害与关节炎、胃肠累及、肾累及联系起来,提出综合征的概念。目前认为过敏性紫癜是一种儿童最常见的血管炎,发病率 1‰~2‰。几乎所有的患者均出现皮肤紫癜,75% 患者出现关节症状,60%~65% 的患者出现腹痛,40%~45% 的患者发生肾病。少数患者可以出现肺、中枢神经系统、泌尿生殖器官受累。一旦出现过敏性紫癜肾炎(HSPN)往往是一个长期持久的过程。存在自发缓解,起病年龄与病情轻重等因素决定其预后。

一、过敏性紫癜肾炎的发病机制

由于过敏性紫癜的致病因素错综复杂,机体可因致敏原性质、个体反应性的差异以及血管炎累及的脏器和病变程度的不同,在临床病理改变上呈现不同的表现。很多研究已证明过敏性紫癜肾炎的肾脏损害程度、对免疫抑制剂的反应及预后与种族、年龄密切相关,但是产生这种差别的本质仍不明。半数患者起病前有诱因存在,比如病毒感染、细菌感染、寄生虫感染、药物因素、毒素、系统性疾病或者肿瘤。现有研究表明,过敏性紫癜肾炎与 IgAN 在肾小球内沉积的 IgA 都主要是多聚的 IgA1,B 细胞 B-1,3-半乳糖基转移酶(B-1,3-GT)的缺陷导致 IgA1 绞链区 O 型糖基化时,末端链接的半乳糖减少,这一改变可能影响 IgA1 与肝细胞上的寡涎酸蛋白受体(ASGPR)结合而影响 IgA 的清除,而且能增加其与肾脏的结合。血清 IgA1 分子铰链区糖基化异常可能在过敏性紫癜肾炎和 IgA 肾病中发挥了同样的作用,糖基化异常的 IgA1 分子(N-acetylgalactosamine-IgA1)容易自身聚合,不容易被肝脏清除,从而容易沉积在肾脏致病。补体活化也有重要作用。IgA-CC 沉积在系膜区后,与系膜细胞作用,引起系膜细胞增生、细胞外基质产生增加、趋化因子 MCP-1 和 IL-8 合成增多,引起多形核白细胞和单核细胞浸润。趋化因子还能够与足细胞作用,影响其生物学功能,参与蛋白尿形成。

二、过敏性紫癜肾炎的病理分型

国际儿童肾脏病研究组(International Study of Kidney Disease of Childhood,ISKDC)制订了过敏性紫癜的肾脏组织病理分型,肾小球病变与临床表现有关。Ⅰ型为肾小球轻微病变;Ⅱ型仅仅表现为系膜增生;Ⅲ型为系膜局灶或弥漫增生,但是 50% 以下的肾小球形成新月体,或节段血栓形成、襻坏死或硬化;Ⅳ型中系膜病变同Ⅲ型,但 50%~75% 的肾小球新月体形成;Ⅴ型,75% 以上肾小球新月体形成;Ⅵ型为假膜增生型。

三、过敏性紫癜肾炎的临床表现和预后

由于研究人群差异,过敏性紫癜肾炎的发病率报道不一。有报道在儿童中为33%,在成人中为63%。最常见的临床表现是肉眼血尿,也可以有镜下血尿,可以一过性、持续性或者反复发作。血尿可以伴随皮疹复发而出现,也可以在肾外表现消退后很长时间以后再发。一般伴随有不同程度的蛋白尿,肾病综合征的发病率报道不一。也有表现为肾小球滤过率下降、氮质血症或者进展到终末期肾脏病。

一般而言,过敏性紫癜肾炎起病的临床表现与远期患者是否发展为慢性肾脏病有良好相关性。根据Goldstein等的研究,起病初期患者仅表现为血尿/少量蛋白尿,远期发展到慢性肾脏病的可能不到5%;临床表现蛋白尿量明显但是不够肾病综合征水平,远期发展到慢性肾脏病的为15%;如果达到肾病综合征水平,该可能性增加到40%;如果患者同时表现肾病综合征和肾炎综合征,可能性超过50%。鉴于针对过敏性紫癜肾炎治疗策略和手段的文章的异质性,和过敏性紫癜肾炎是发展为慢性肾脏病的一个重要原因,强调临床长期随访的重要性。在起病3年时如果患者的肌酐清除率<70 mL/(min·1.73 m^2)和蛋白尿水平较起病时增加也是远期慢性肾脏病进展的危险因素。

ISKDC的病理分期主要的指标是新月体的比例和系膜增殖的程度。实际上,肾脏活检病理检查中小管损伤程度、间质纤维化、肾小球和间质炎症程度、新月体的特点(大新月体或者小新月体,纤维化的程度等)、有无局灶硬化、动脉粥样硬化这些因素都和预后相关。与患儿相比,成人发病的过敏性紫癜肾炎预后较差。

四、过敏性紫癜肾炎的鉴别诊断

过敏性紫癜肾炎与IgA肾病的病理表现均为肾小球系膜区有IgA为主的免疫球蛋白的沉积和系膜增生,临床表现突出为有血尿或伴有不同程度的蛋白尿。过敏性紫癜肾炎发病多见于儿童,IgAN发病高峰则在15～30岁,有关研究表明在儿童中两者临床表现、病理和发病机制仍存在很大的差异。比如在过敏性紫癜肾炎患者中,患者血IgG水平较IgA肾病患者更高,循环中含IgA复合物(IgA-CC)的体积更大,血IgE水平更高。与IgAN相比,新月体的出现更常见于过敏性紫癜肾炎,它的数量与疾病的严重程度和预后有关;常与襻坏死、毛细血管内细胞增生并存。

五、过敏性紫癜肾炎的治疗决策

临床中有严重起病患者未经特异治疗而自愈,也有起病初期仅有少量血尿,但长期进展到终末期肾脏病的个例报道。鉴于目前缺少大宗临床资料的随机对照研究,以往的认识是在患者起病时是否给予和给予什么强度的治疗非常棘手。基于一些回顾性研究和经验,目前认为在起病初期及时有效的治疗能够减少慢性肾脏病发生和进展。我们需要根据预先判定患者的长期预后怎样来选择治疗措施的轻重和可能的严重不良反应。这种权衡需要根据患者对治疗的反应随时调整。在过敏性紫癜肾炎的治疗中,使用大剂量激素冲击治疗大量新鲜新月体形成,使用血浆置换短时间内有效清除血 IgA1 和复合物,使用激素或免疫抑制剂包括环磷酰胺、硫唑嘌呤、钙调磷酸神经酶抑制剂、利妥昔单抗减少 IgA 产生,使用依库珠单抗抑制补体激活,使用华法林、双嘧达莫或者阿司匹林对抗纤维蛋白,使用 ACEI/ARB 减少尿蛋白。

对于起病时仅有血尿或者少量蛋白尿的患者,强调长期随访。

有限的随机对照研究发现,短期激素治疗对于预防儿童过敏性紫癜肾炎的发生和进展无效。也有研究结论表明在一成人过敏性紫癜肾炎患者的队列研究中,环磷酰胺+激素治疗与单用激素治疗没有更多益处。有学者认为,这些观点还需要更长时间和更多文献加以证实。

第十二章

自身免疫性肝病

第一节　自身免疫性肝炎

自身免疫性肝炎（autoimmune hepatitis，AIH）是一种以肝脏慢性坏死性炎症为特点的疾病。Waldenstrom 于 1950 年首先描述此病。此病多见于中、青年女性，伴有高丙种球蛋白血症，血清中含有多种自身抗体，肝炎病毒系列标记物则均为阴性，其肝脏的基本病理为肝小叶周围有碎屑坏死，亦可出现桥样坏死，并有明显的淋巴细胞、单核细胞和浆细胞浸润。但无肝内胆小管损伤征象。随着病情的进展，肝内纤维组织增生而发展为肝硬化。如不给予积极的治疗，预后不良。由于部分 AIH 患者可见有狼疮细胞（LE 细胞），Mackay 曾称此病为狼疮样肝炎，实际上，不论狼疮细胞阳性或阴性的 AIH，其免疫学特点，肝脏病理组织学改变、临床表现、病情的转归等均属相同，另外，为避免与系统性红斑狼疮相混淆，现在对狼疮样肝炎一名已摒弃不用。

一、流行病学

关于 AIH 的流行病学资料较少。据国外文献报道，在西欧和北美国家的人群中，AIH 的患病率为 0.1/10 万～1.2/10 万人。在日本为 0.015/10 万～0.08/10 万人。我国尚未见有关报道。

二、病因和发病机制

AIH 的病因还不清楚，有以下几种学说。

（一）自身免疫功能异常

这是目前比较普遍认同的学说。AIH 患者血清中可以检测出多种自身抗体，血清中多克罗恩 γ-球蛋白水平显著增高。这些自身免疫现象提示此病的发生与自身免疫功能障碍有密切关系。在正常情况下,机体对自身组织成分具有免疫耐受性,机体内的抑制性 T 细胞具有抑制 B 细胞对自身组织蛋白产生相应抗体的功能。有人将 AIH 患者的 T 细胞分离出来后,在体外与泼尼松龙孵育,发现它对 B 淋巴细胞的抑制作用明显增强,这种实验研究的结果也提示 T 淋巴细胞调控功能的异常在 AIH 的发病机制中起着一定的作用。当机体免疫耐受性出现障碍,体内的抑制性 T 细胞对细胞失去调控作用,则 B 细胞就对肝细胞核的多种成分、细胞支架、无唾液酸糖蛋白受体、细胞色素 P-450 酶、可溶性肝抗原等自身组织成分产生抗体。这些自身抗体直接对多种肝脏的靶组织发生免疫反应,从而导致肝脏的损伤。但是,患者的免疫耐受性为何会出现障碍、抑制性 T 细胞怎样失去调控,其中的机制仍不清楚。

(二)遗传因素

AIH 有明显的种族倾向。在北美和西欧人群中,AIH 的发病率较高,在中国、日本等亚洲地区的人群中相对较低。在欧洲国家中,比利时的发病率低于英国和北欧。本病患者的家族成员中,AIH 相关的自身抗体的检出率高于对照组。AIH 更有显著的遗传背景。已知 AIH 的易感性与组织相容性抗原(MHC)有比较密切的关系。HLA-B8、HLA-DR3 和 DR52a 以及 HLA-DR4 是 AIH 的危险因子。在英国和美国的白种人 AIH 患者中,HLA-DR3 或 HLA-DR4 者占 84%。在日本患者中,HLA-DR4 的相关危险性最高。Czaja 等检测 101 例确诊为 AIH 的患者,其中 HLA-DR4 者 44 例,占 43.5%;HLA-DR3 者 41 例,占 40.6%;另有 10 例同时有 DR4 和 DR3 阳性,约占 10%。上述 T 细胞对B 细胞调控功能异常与 HLA-A1、B8、DR3 单体型亦有明显的连锁。采用能将 DNA 分型的生物技术的研究结果表明,AIH 与 HLA-DR 区域的特殊位点有关。例如,北欧白种人的 AIH-1 型患者中,*HLA -DRB* 1 * 0301 是主要的危险因子,其次是 *HLA -DRB* 1 * 0401。在日本 AIH 患者中,以 *DRB1* * 0405、*DQA* 1 * 0301、*DQB* 1 * 0401 的相关性最为显著。在阿根廷和墨西哥的 AIH 患者则分别与 *HLA -DRB* 1 * 0405 和 0404 相关。据 Strettell 等报道,有 *HLA -DRB* 1 * 0301、*DRB* 1 * 0401、*DRB3* * 0101、*CW* * 0701 等位基因者更具有对 AIH 的易感性。

HLA 抗原与 AIH 的临床亚型之间有一定关系。AIH-1 型患者多为 HLA-DR3 和 HLA-DR4 阳性,分别占 50% 和 40% 左右。AIH-2 型患者中,以 HLAB14 和 HLA-DR3 较多见,其中 HLA-B14 阳性率为 25% 左右,而对照组中只有 4% 左右。另外,上面已经提及,AIH 患者伴有抑制性 T 淋巴细胞功能的缺陷。经研究发现,这种抑制性 T 细胞功能的缺陷与 MHC 基因位点也有连锁关系,即与 HLA-A1、B8、DR3 单体型有明显的相关性。

AIH 患者的 HLA 对其预后也有明显的影响。HLA-B8 的患者,其 AIH 病情常常较重,而且容易复发;HLA-DR3 的患者,治疗效果往往较差;HLA-DR4 的患者,发病年龄较大,病情较轻,对免疫抑制药的疗效较好,并且常常合并有其他自身免疫性疾病。

已知不少疾病的发病机制中均涉及患者的遗传素质。如上所述,AIH 的发生也同样牵连到遗传的因素,患者的遗传因素使其对自身抗原容易产生免疫反应,最终导致肝脏损害。AIH 患者的家族虽然自身抗体的检出率高于对照组,然而,此病患者的家族成员的 AIH 外显率并无明显增高,这表明 AIH 的发病过程中还存在其他促发因素,后者激活遗传因素的外显和表达。

(三)病毒感染

曾有人认为病毒感染可能是促发 AIH 的病因,其依据:①AIH 的肝组织损伤的病理改变与病毒性慢性活动性肝炎非常相似,往往不易区别。病毒性肝炎患者可以伴发自身免疫性肝炎,尤其是丙型肝炎病毒感染后,患者血清中也常常出现多种自身抗体。②自身免疫性肝炎患者的淋巴细胞内常见有麻疹病毒基因。③有人报道有些亲肝病毒(如 EB 病毒、巨细胞病毒)感染可以诱发 AIH。不过,病毒感染与 AIH 发病之间的确切关系尚不清楚。并非每例 AIH 患者均存在病毒感染的证据。用聚合酶链反应技术分析,只能发现少数 AIH 患者有 C 型肝炎病毒感染的征象。因此,病毒感染是 AIH 病因的学说还有较多的争议。

(四)药物因素

有些药物作为一种半抗原,进入人体后,与体内组织中的某种蛋白质结合而形成复合物,后者即可成为抗原,与自身组织产生相应的自身抗体而发生自身免疫反应,诱发组织的损伤。已知多种药物,如氟烷、替尼酸、米诺环素、肼屈嗪(肼苯达嗪)、苯巴比妥、苯妥英(苯妥英钠)、卡马西平等可以诱发自身免疫性肝脏损害,其肝组织病理改变类似于慢性活动性肝炎。但是,这些药物诱发的肝损伤患者血清中常常不存在特异性自身抗体,而且许多 AIH 患者并无明确的药物接触史。所以,将药物视为 AIH 的病因,也仅是一种假设。

三、AIH 的亚型分类

根据血清中的自身抗体的不同,现在将 AIH 分为 3 种亚型。不过,这种分型方法的临床意义还有争议。

(一)AIH-1 型

AIH-1 型的特点是血清中的自身抗体主要为:抗核抗体(ANA)和(或)抗平滑肌抗体(SMA),同时可能伴有抗中性粒细胞胞质抗体(pANCA)。此型在AIH 中最为多见,约占全部 AIH 的 80%。此型患者中,女性占 70%,发病年龄高峰为 16～30 岁,但是 30 岁以上的患者仍占 50%。大约 48%的此型患者常伴有其他与自身免疫有一定关系的疾病,如自身免疫性甲状腺炎、滑膜炎、溃疡性结肠炎等。AIH-1 型起病常较缓慢,急性发病者很少见。大约有 25%的此型患者在确诊时已发展到肝硬化的阶段。

(二)AIH-2 型

AIH-2 型的特点是血清中的自身抗体主要为:抗肝肾微粒体抗体(LKM-1,KLM-3)和抗肝细胞溶质蛋白抗体(LC1)。此型比较少见。在西欧的 AIH 患者中,此型约占 20%,在美国 AIH 患者中,AIH-2 型很少见,大约只占 4%。亦以女性患者为主。此型患者常伴有糖尿病、白斑病、自身免疫性甲状腺炎、特发性血小板减少性紫癜、溃疡性结肠炎等肝外病变。起病年龄较小,多见于 10 岁左右的儿童。病情发展较快,急性重型肝炎比较多见,容易发展为肝硬化。

(三)AIH-3 型

此型的特点是血清中的自身抗体主要为:抗可溶性肝细胞抗体(SLA)和抗肝胰抗体(LP)。目前认为抗 SLA 抗体和抗 LP 抗体可能是同一种自身抗体,称之为抗 SLA/LP 抗体。当抗 SLA/LP 抗体阳性时,常伴有 ANA、SMA 和抗线粒体抗体,但不伴有抗 LKM-1 抗体。此型的患病率低于 AIH-2 型,大约只有10%。患者亦以女性为主,占 90%左右。起病年龄常为20～40 岁。

在上述 3 种亚型中,AIH-1 型和 AIH-2 型之间的区别比较显著,除了标记性抗体明显不同,互相很少重叠外,AIH-2 型患者的发病年龄小,病情进展快,发展成肝硬化的机会大,对肾上腺皮质激素的治疗反应不如 AIH-1 型明显。然而,AIH-3 型的争议较多,其主要原因是此型的临床表现、血清中检出的自身抗体谱以及对药物治疗的效果均与 AIH-1 型基本相同。因此有不少学者认为没有必要列出 AIH-3 型。自身免疫性肝炎的 3 种亚型之间各有其特点,具体见表 12-1。

表 12-1 3 种 AIH 亚型的特点

特点	AIH-1 型	AIH-2 型	AIH-3 型
标记性抗体	ANA、SMA	抗 LKM-1	抗 SLA/LP

续表

特点	AIH-1 型	AIH-2 型	AIH-3 型
ANA>1∶160(%)	67	2	29
SMA>1∶160(%)	62	0	74
血 γ-球蛋白增高程度	+	+++	+
女性患者比例	70	不一定	90
高发年龄段(岁)	10～30、45～70	2～14	30～50
对糖皮质激素的疗效反应	良好	中等	良好
发展为肝硬化的概率(%)	45	82	75

四、与 AIH 相关的自身抗体

自身免疫性疾病的特点是由于体内免疫反应异常产生多种抗细胞内蛋白和核酸抗原的自身抗体。各种自身免疫性疾病有其特异的自身抗体谱,即所谓标记性抗体。AIH 患者的血清中亦可以检测出多种自身抗体,这些抗体在对发病机制的推测、临床诊断、亚型的分类等方面均有重要的意义。

(一)抗核抗体

ANA 是指直接与细胞核内成分发生免疫反应的一组抗体。细胞核含有DNA、RNA、组蛋白、非组蛋白、磷脂以及多种酶,因此 ANA 是对这些蛋白质发生免疫反应后所产生的多种抗体的总称,近年来,有些学者将有些抗胞质成分的抗体也列入抗核抗体的范畴之内。迄今,发现具有不同临床意义的抗核抗体已有 20 多种。

临床上常用间接免疫荧光法,以鼠肝或 HEp-2 细胞切片做底物来检测ANA。常见的 ANA 的荧光染色可以分为 5 种不同的型别。①均质型:核质染色均匀一致。②斑点型:核质染色呈斑点状。③周边型:荧光着色在核膜的周围。④核仁型:只有核仁染色。⑤着丝点型:以 HEp-2 细胞为底物进行检测时,在着丝点处散在排列点状染色。其中以斑点型和均质型最为常见,分别约占38%和 34%。ANA 荧光染色出现多型性的原因,是由于靶抗原的性质不同所致。

典型的 AIH-1 型患者具有 ANA 和(或)抗平滑肌抗体阳性,而且抗体滴度较高,成人常常超过 1∶160,儿童超过 1∶80。在白种人患者中,单独出现 ANA阳性率为 15%左右,同时出现 ANA 和抗平滑肌抗体的阳性率为 49%。不过,

ANA 对 AIH 的特异性不高,它也常可以出现于其他自身免疫性肝病(原发性胆汁性肝硬化)和其他结缔组织病(如系统性红斑狼疮)。ANA 的滴度高低往往与血中的 γ-球蛋白水平成正比。

(二)抗平滑肌抗体

抗平滑肌抗体的靶抗原是平滑肌细胞支架的多种成分,如肌动蛋白、肌钙蛋白、原肌球蛋白。有35%~70%的 AIH-1 型患者血清中可以测出高滴度的 SMA,常同时伴有 ANA 阳性。文献报道中该抗体的阳性率不同,可能与学者所用的测定技术不同有关。ANA 和 SMA 被认为是 AIH-1 型的标记性抗体,对临床诊断有较大的意义,如果患者 ANA 和 SMA 阳性,而且滴度较高,同时伴有肝功能试验异常,则对AIH-1型的诊断十分有利。与 ANA 一样,当免疫抑制药治疗而病情缓解后,SMA 滴度也常常随之降低,甚至消失。

有人用提纯的或重组的肌动蛋白,或用多聚体 F-肌动蛋白作为抗原,以 ELISA 方法检测自身免疫性肝病的血清,发现 AIH-1 型患者含有抗肌动蛋白抗体,而且其特异性很高,只是敏感性较低。肌动蛋白也存在于肝细胞膜和细胞支架内,所以,当肝脏损害时,SMA 也可阳性。大约 70%的原发性胆汁性肝硬化、少数 A 或 B 型病毒性肝炎,以及少数传染性单核细胞增多症患者亦可以出现低滴度的 SMA。此外,其他风湿病患者也可出现 SMA 阳性,不过,滴度较低,超过 1:80者非常少见。

(三)抗肝肾微粒体抗体

LKM 抗体具有多型性特点。1973 年,Rizzetto 等报道用鼠肝和鼠肾做底物,以间接免疫荧光法检测时,发现肝细胞内和肾近端曲管内有荧光反应。他们称此抗体为 LKM-1 抗体,并指出它是 AIH-2 型的标记抗体。1988 和 1991 年间,证实细胞色素 P450 2D6(CYP2D6)是 LKM-1 抗体的靶抗原。CYP2D6 是多种药物在肝内代谢时所必需的酶,大约有 10%的白种人缺少这种酶,因此这些人对有些药物呈现慢代谢型。所有 LKM-1 抗体阳性的人,均属药物代谢速度正常者。这表明产生 LKM-1 抗体的前提是体内的 CYP2D6 活性正常。这一自身抗体能够识别 CYP2D6 蛋白的 263 和 270 之间部位的抗原决定簇。在体外实验中显示,此抗体能够抑制 CYP2D6 的生物活性和能够激活肝内 T 细胞浸润。95%~100%的 AIH-2 型患者呈 LKM-1 抗体阳性。另有一种与靶抗原 CYP2C9 起反应的 LKM,称之为 LKM-2 抗体,可出现于有替尼酸诱发的药物性肝炎患者。还有一种 LKM-3 抗体,其靶抗原为内质网中的尿苷-5′-葡萄糖苷酰转移酶。

有人报道 6%～10% 的慢性 D 型肝炎患者中可以检出这一自身抗体。亦可出现于 LKM-1 和 ANA 阴性的 AIH 患者。

以间接免疫荧光法检测 LKM-1 抗体时须避免与抗线粒体抗体相混淆,后者的荧光一般显示在肾远端曲管,有时易误认为 KLM 抗体,有时报道错误率可高达 27%,误辨率的高低取决于检验者的经验。另外,CYP2D6 与 C 型肝炎病毒和单纯疱疹 I 型病毒有相同的抗原性,因此,C 型病毒性肝炎和单纯疱疹患者亦可能出现 LKM 抗体。

关于 LKM-1 在肝细胞损伤中的作用还不甚明了。有人认为此抗体可能与肝细胞表面直接结合而诱发肝细胞的损害。Lohr 等观察了 T 细胞对 CYP2D6 的反应。他们从 LKM-1 阳性患者的肝活检组织中检出 189 株 T 细胞,发现 85% 的 T 细胞株是 CD4+、CD8−,而且当与含有重组的纯 CYP2D6 孵育时,发现有 5 株 CD4+、CD8− T 细胞出现增殖,而且这种增殖反应依赖于含有自身抗原呈递细胞和 HLA II 型分子。这表明 AIH-2 型患者肝内浸润的 T 细胞中,部分是对 CYP2D6 特异的 Th 细胞。

(四)抗肝细胞溶质蛋白 1 抗体

肝溶质蛋白存在于肝细胞胞质内,其分子量为 240～290 kD。在间接免疫荧光法检测时,此抗体只显示于门脉周围的肝细胞胞质中,表明不是所有肝细胞均含有这种靶抗原。近年来,已知这种靶抗原分子是亚胺甲基转移酶环脱氨酶。LC-1 抗体被认为是 AIH-2 型的另一种标记型自身抗体。在 LKM-1 抗体阳性的 AIH-2 型患者中,LC-1 抗体的阳性率约为 50%。在 LC-1 抗体阳性的患者中,70% 左右的患者可以检出 LKM-1 抗体,显示 LC-1 和 LKM-1 抗体之间有密切的关系。LC-1 抗体多出现在年轻患者,患者的血清转氨酶水平往往较高。此抗体的滴度与病情的活动性有一定的关系,经免疫抑制药治疗使病情缓解后,此抗体滴度可以明显下降,甚至消失。丙型肝炎病毒感染与 LKM-1 抗体有一定关系,但与 LC-1 抗体无关,因此对诊断 AIH 而言,抗 LC-1 抗体的特异性优于 LKM-1 抗体。

(五)ANCA

ANCA 是一组对中性粒细胞和单核细胞胞质成分所产生的自身抗体。以乙醇固定的中性粒细胞为底物,用间接免疫荧光法检测时,可显示出 2 种不同的图形。一种是荧光反应出现在底物的胞质内,另一种出现在核的周围,前者称之为 cANCA,后者称之为 pANCA。cANCA 的靶抗原主要为蛋白酶 3,pANCA

的靶抗原主要是髓过氧化物酶、弹力酶、乳铁蛋白等。从 AIH-1 型患者中检测的 pANCA 的靶抗原主要为组织蛋白酶 G,少数是乳铁蛋白。除 AIH 外,在韦格纳肉芽肿、原发性硬化性胆管炎、系统性血管炎、溃疡性结肠炎等患者的血清中也可以检出 ANCA,所以,这一自身抗体对 AIH 并不特异。文献报道,未经分型的 AIH 患者中,pANCA 的检出率高低不一,这可能随 AIH 亚型的不同而异。有人认为 pANCA 主要见于 AIH-1 型患者,如 Targan 报道 92％的 AIH-1 患者血清中有高滴度的 pANCA。另一些学者报道 AIH-1 型患者中,pANCA 阳性率介于 40％～75％,而 AIH-2 型患者则均为阴性。Orth 检测 28 例AIH-3型患者,其 pANCA 检出率为 36％。虽然在 AIH 患者可以伴有高滴度的 pANCA,但后者与患者的血清转氨酶和 γ-球蛋白水平并不平行。有人认为 ANCA 阳性的AIH 患者,其病情往往较重。

(六)抗肝胰自身抗体和抗可溶性肝细胞抗体

在肝胰组织匀浆上清液中,可以检测出抗肝胰抗体的靶抗原,所以这种抗原是一种可溶性蛋白,其分子量为 52 kD 或 48 kD。有人分析 111 份 LP 抗体阳性的血清标本,发现其中 86 份的靶抗原分子量为 52 kD,33 份为 48 kD,另外2 份兼有 52 kD 和 48 kD。有些 AIH 患者血清中,可含有 SLA 抗体。随后发现 SLA抗体与 LP 抗体相同的靶抗原起反应,两者可能是同一种抗体,因此现在常合并称之为抗 SLA/LP 抗体。抗 SLA/LP 抗体被认为是 AIH-3 型的标记抗体。用ELISA 法检测是,大约 75％的抗 SLA/LP 抗体阳性的患者中,同时伴有 SMA和 AMA 抗体,但不伴有 ANA 和 LKM-1 抗体。

五、临床表现

自身免疫性肝炎的临床表现与病毒性肝炎比较相似,缺少特异的症状和体征。不过,此病具有以下一些特点。

(一)起病和病程

AIH 常呈慢性迁延性病程。多数患者起病比较缓慢,随着病情的进展,晚期可出现肝硬化和门脉高压症。起病时多无特异性症状,易误诊为其他疾病,等到出现持续性黄疸,并经肝功能和血清自身抗体的检测后,才诊断为本病。部分患者亦可急性起病,大约有 25％的患者发病时类似急性病毒性肝炎。

(二)性别和年龄

AIH 多见于女性,男女之比为 1∶(4～6)。此病多见于青少年,50％的患者年龄为 10～20 岁。部分患者则发病于绝经期妇女。

(三)主要症状和体征

AIH 患者症状与慢性肝炎相似,常见的症状有乏力、食欲减退、恶心、厌油腻食物、腹胀等。有时可有低热、上腹或肝区疼痛。女性患者月经不调或闭经者比较常见。黄疸比较常见,多为轻度或中度,深度黄疸比较少见。大约有 20% 的患者可以没有黄疸,可伴有肝脾大、蜘蛛痣和肝掌。在进展到肝硬化时,还可出现腹水和下肢水肿。

(四)肝外表现

AIH 患者常伴有肝外的临床表现,这是与病毒性慢性肝炎的不同之处。AIH 患者的肝外表现有以下几方面:①关节疼痛。受累关节多为对称性、游走性,可反复发作,但无关节畸形。②皮损。可有皮疹、皮下出血点或瘀斑,亦可出现毛细血管炎。③血液学改变。常有轻度贫血,亦可有白细胞和血小板减少,其原因可能与脾功能亢进或产生抗白细胞和血小板的自身抗体有关。有些患者可能出现 Coombs 试验阳性的溶血性贫血,但并不多见。少数患者还可伴有嗜酸性粒细胞增多。④胸部病变。可出现胸膜炎、肺不张、肺间质纤维化或纤维性肺泡炎。亦出现肺动静脉瘘或肺动脉高压。⑤肾脏病变。可出现肾小球肾炎和肾小管酸中毒。肾活检组织学检查时,除了显示有轻度肾小球肾炎外,在肾小球内还可见有免疫球蛋白复合物沉积,复合物中含有核糖核蛋白和 IgG。⑥内分泌失调。患者可有类似 Cushing 病体征,如皮肤紫纹、满月脸、痤疮、多毛等,亦可出现慢性淋巴细胞性甲状腺炎、黏液性水肿或甲状腺功能亢进,还可伴有糖尿病。男性患者可以出现乳房增大。女性患者则常有月经不调。⑦AIH 患者伴有风湿病者并不少见,如干燥综合征、系统性红斑狼疮、类风湿关节炎等。⑧部分患者可有溃疡性结肠炎。

六、实验室检查

AIH 的实验室检查项目主要包括两方面:①肝功能试验。血清胆红素常轻度或中等度增高,血清转氨酶和 γ-谷氨酰转肽酶往往升高。γ-球蛋白明显增高,这是 AIH 的特点之一。②免疫血清学检查。AIH 患者的血清中可以测出多种自身抗体,这是本病的特征性的临床表现,也是诊断的主要依据。有关与 AIH 相关的自身抗体前面已经阐述,这里不再重复。

七、AIH 的诊断标准

AIH 缺乏特异性的临床表现。除了自身抗体外,肝功能试验和其他实验室检查项目也并不特异。所以，AIH 的诊断依赖于各种临床征象，包括肝功能试验和自身抗体在内的各种实验室检查，必要时加以肝活检病理检查等多种指标，在多方面综合分析的基础上，并排除病毒性肝炎或其他病因所致的肝病，才能做出确切的诊断。

1992 年，在英国 Brighton 召开的国际肝病研究协会年会上，制定了 AIH 的诊断标准和诊断评分标准（表 12-2 及表 12-3）。概括起来，AIH 的临床特征及其诊断要点是：①多见于女性。②多数患者的起病比较隐袭缓慢。③血清 γ-球蛋白水平显著增高，以 IgG 为主。④血清转氨酶轻度或中等度增高。⑤血清中可检测出滴度较高的 ANA、SMA、LKM、SLP/LP 等自身抗体。⑥病毒性肝炎的标记物均为阴性。⑦肝组织病理检查显示慢性活动性肝炎的组织学改变，如汇管区碎屑样坏死或小叶中央区与汇管区之间的桥样坏死，伴有明显的淋巴细胞和浆细胞浸润。无胆管损伤。⑧排除其他原因导致的肝病，如病毒性肝炎、原发性胆汁性肝硬化、原发性硬化性胆管炎、药物对肝脏的损害、肝豆状核变性（Wilson 病）、酒精性肝病、其他自身免疫性疾病等。⑨无酗酒，新近没有用过肝毒性药物。⑩对肾上腺皮质激素或免疫抑制药物治疗有效。

表 12-2　AIH 的诊断标准

项目	确诊	可能
肝组织学检查	中等或重度活动的慢性活动性肝炎，伴有碎片样坏死，有或没有小叶性肝炎，或中央门脉区桥样坏死，无胆管损害、肉芽肿、铜沉积或其他原因所致的任何肝病	与"确诊"相同
血清生化检查	血清转氨酶异常，碱性磷酸酶无显著增高，α_1-抗胰蛋白酶、铜和铜蓝蛋白含量均正常	与"确诊"相同。如血清铜和铜蓝蛋白含量增高，但无 Kayer-Fleischer 环经 D 青霉胺治后尿内铜排出量无明显增多
血清免疫球蛋白	球蛋白总量、γ-球蛋白或免疫球蛋白浓度比正常值增高 1.5 倍以上	球蛋白总量、γ-球蛋白或免疫球蛋白浓度比正常值增高
血清自身抗体	以鼠组织切片为底物用间接免疫荧光法检测 ANA、SMA 或 LKM-1 自身抗体滴度：成人＞1∶80；儿童＞1∶20	ANA、SMA 或 LKM-1 自身抗体滴度：成人＞1∶40；儿童＞1∶10，SMA＞1∶20 以上。如果患者的 ANA、SMA 或 LKM-1 阴性，但其他确认的肝自身抗体阳性，则也可包括在内

续表

项目	确诊	可能
病毒标记物	甲型肝炎抗体 IgM、HBsAg、HBc 抗体、丙型肝炎抗体以及其他嗜肝病毒(巨细胞病毒、EB 病毒)指标均阴性。无输血和血制品历史	与"确诊"相同。在确诊甲型肝炎之前,允许甲型肝炎抗体阳性
其他病因因素	每天酒精消耗量:男性少于 35 g,女性少于 25 g。最近没有用过肝毒性药物	每天酒精消耗量:男性少于 50 g,女性少于 40 g。最近没有用过肝毒性药物。如非确知在戒酒或停用肝毒性药物后,肝损害仍继续存在,否则患者的酒精消耗量可以大于上述限量

表 12-3 AIH 的诊断评分标准

项目		评分
性别	男	0
	女	+2
血清生化检查:碱性磷酸酶与谷丙转氨酶的比值	>3.0	−2
	<3.0	+2
血清球蛋白总量、γ-球蛋白、IgG 高于正常值得倍数	1.5~2.0	+2
	1.0~1.5	+1
	`<1.0	0
自身抗体滴度:(以鼠组织为底物的免疫荧光法)	>1:80	+3
	1:80	+2
成人:ANA、SMA 或 LKM-1	1:40	+1
	<1:40	0
儿童 ANA 或 LKM-1	>1:20	+3
	1:10 或 1:20	+2
	<1:10	0
儿童 SMA	>1:20	+3
	1:20	+2
	<1:20	0

续表

项目		评分
抗线粒体抗体	阳性	−2
	阴性	0
肝炎病毒指标	抗 HAV IgM、HBsAg 或抗 HBcIgM 阳性	−3
	抗 HCV(ELISA 或 RIBA 法)阳性	−2
	抗 HCV(PCR 法)或 HCV RNA 阳性	−3
	其他病毒活动性感染	−3
	上述检查均阴性	+3
近期用过肝毒性药物或接受过血制品	有	−2
	无	+1
性别	男	0
	女	+2
饮酒量	男<35 g,女<25 g	+2
	男 35~50 g,女 25~40 g	0
	男 50~80 g,女 40~60 g	−2
	男>80 g,女>60 g	−1
遗传因素	患者或其第一代亲属患有自身免疫性疾病	+1

上述积分在治疗前超过 15 分或治疗后超过 17 分者可以确诊为 AIH。治疗前为 10~15 分或治疗后为 12~17 分者可能是 AIH。

1992 年 Brighton 国际肝病会议上制定的 AIH 诊断标准经大家在临床实践中应用后,普遍认为内容比较完善,有实用价值。1999 年,国际自身免疫性肝炎组将 1992 年制定的 AIH 诊断标准和诊断评分做了评估和修改。他们对将近 1 000 例患者的临床资料进行了分析,显示 Brighton 诊断评分标准的准确性为 89.8%,敏感性为 98.0%。与以往的认识相同,AIH 患者的临床表现、血清生化检验和肝病理组织学检查结果均缺乏特异性。70%~80% 的 AIH 患者伴有滴度高于1:40以上的 ANA 或 SMA,或兼有两种自身抗体,3%~4% 的患者(主要是年轻女性)伴有抗 LKM-1 自身抗体,这 3 种自身抗体阴性者约占 20%。

近年来的文献资料显示,pANCA 虽常见于原发性胆汁性肝硬化的患者,然而在 AIH 患者中的阳性率可高达 90%。对于 ANA、SMA 和抗 LKM-1 自身抗体阴性的患者诊断为 AIH 的难度较大,其诊断依据主要是肝生化检验、以 IgG

为主的 γ-球蛋白明显增高、肝病理组织学的典型改变、患者或其亲属伴有其他自身免疫性疾病以及相关的 HLA 型、仔细排除其他原因所致的肝病、检测其他相关的自身抗体，如抗 ASGP-R、SLA、LCl、LP、pANCA 等抗体。

虽然 AIH 没有特异性的肝病理组织学改变，但是肝穿刺活检仍是一项重要的检查。另外，肝病理组织学检查亦有助于确定病程是否发展到肝硬化的阶段。

患者对肾上腺皮质激素或其他免疫抑制药的治疗反应有助于 AIH 的诊断。但是，对免疫抑制药治疗无明显效果的患者，不应轻易排除 AIH 的诊断。

八、鉴别诊断

AIH 应与下列其他原因引起的慢性肝病相鉴别。首先，应与慢性病毒性肝炎，尤其是 B 型和 C 型肝炎区别开来。检测各种肝炎病毒指标是重要的鉴别依据。文献报道有些 AIH 患者同时合并有病毒性肝炎，但是非常少见。C 型肝炎患者伴有自身抗体时，抗体滴度往往较低。病毒性肝炎对免疫抑制药治疗常无明显效果。AIH 常与其他自身免疫性疾病合并存在，有些自身免疫性疾病如系统性红斑狼疮、干燥综合征、原发性胆汁性肝硬化、原发性硬化性胆管炎也可以出现 ANA、SMA 等自身抗体，所以应该注意鉴别。这些自身免疫性疾病各有其不同的临床表现，仔细地分析不难与 AIH 鉴别。有些患者可能同时具有 AIH 和另一种自身免疫性疾病的临床表现，这须考虑两病同时存在，即所谓重叠综合征。有些代谢异常性疾病如肝豆状核变性、血色病伴有明显的肝组织损伤，通过它们不同的临床表现及一些特殊的实验室检查，鉴别诊断不是十分困难，例如，肝豆状核变性患者伴有神经系统症状和体征，眼角膜边缘有 Kayser-Fleischer 环，血清铜和铜蓝蛋白降低，尿铜排出量增多。血色病患者常有肝硬化、糖尿病，血清铁的含量增高。酒精性肝病和药物性肝病可以通过仔细的病史询问、血清自身抗体的检查，可以与 AIH 相鉴别。

九、治疗

如果对 AIH 的病情没有加以及时的控制，则预后较差，严重时可以危及患者的生命。通过及时和有效的治疗对于改善患者的预后十分重要，可以减轻症状、改善肝功能和延长患者的生命。治疗的基本目的是迅速缓解病情和使患者处于持续的缓解期。目前治疗 AIH 的措施中除了生活调理外，药物方面主要是肾上腺皮质激素和免疫抑制药。同其他自身免疫性疾病一样，迄今，AIH 还没有可以根治的特效疗法。不论肾上腺皮质激素或其他免疫抑制药只能缓解病情，停药后或在治疗过程中，病情可能复发。有部分患者对目前常用的药物不能发生明显的效果,这主要因为 AIH 的病因和发病机制仍不完全明了,因此尚不能从产生疾病的根本原因上来加以阻断和清除。

(一)一般治疗

常用的一般治疗适当限制体力活动和休息;忌烟酒;吃低脂、高蛋白和含维生素丰富的膳食;避免使用对肝脏有损害的药物。

(二)肾上腺皮质激素

常用的制剂是泼尼松或泼尼松龙,主要用于病情较重的患者。肾上腺皮质激素对 AIH 有良好的疗效,用药后,临床症状常可明显减轻,肝功能好转,远期预后得到显著改善。例如,Cook 等于 1971 年总结报道 22 例 AIH 患者经肾上腺皮质激素治疗后,只有 3 例死亡,病死率为 13.6%,而 27 例对照组患者中,病死者 15 例,病死率高达 55.6%,两组有非常显著的差别。

多数患者经肾上腺皮质激素治疗后,除了临床症状减轻,肝功能化验指标好转外,肝脏的病理组织学也会有不同程度的改善,不过,多数学者追随观察的结果显示,最终发展为肝硬化的概率并无明显降低。

肾上腺皮质激素的常用剂量为每天口服泼尼松或泼尼松龙 40~60 mg,疗程宜长,待临床症状和肝功能生化指标改善,病情获得缓解后,剂量可以减少,但减量必须要慢,过早减量或停药,病情容易再次加重和复发。初始剂量的大小、什么时候开始减量以及维持疗程的长短须视病情的轻重而定,一般需服用 1 年或更长时间。何时可以停药是一个比较困难的问题,多数学者主张以小剂量、长时期维持为宜,最好能有治疗前后肝活检病理组织学的比较结果,肝组织学证实病情缓解后开始逐渐缓慢地减小剂量。停药后必须定期随诊,观察肝功能化验的变化。AIH 的复发率较高,一旦出现复发的征象时,可以再次使用肾上腺皮质激素。多次复发者容易进展为肝硬化或肝功能衰竭,预后更差。

如果单用肾上腺皮质激素治疗不能使病情缓解,则可以考虑与硫唑嘌呤等免疫抑制药联合治疗。患者最好选用泼尼松龙,因为口服泼尼松后,需在肝内转化为泼尼松龙后才能发挥治疗作用,当肝功能受损的患者,这种转化作用可能存在障碍。肾上腺皮质激素的不良反应有满月脸、痤疮、多毛、骨质疏松、体重增加、血压增高、诱发糖尿病、容易继发感染等。近年来,常用名为布地奈德的肾上腺皮质激素,这是一种合成的肾上腺皮质激素,它不含卤素,具有极高的肝脏首关代谢效应,所以,其不良反应明显小于通常采用的肾上腺皮质激素。此药最初应用于支气管哮喘的治疗,Danielson 等于 1994 年报道,13 例 AIH 患者每天口

服布地奈德 6~8 mg,疗程超过 9 个月后血清转氨酶下降至正常水平,没有明显
的不良反应。Manns 等报道,布地奈德治疗 AIH 也有疗效,但是对已有肝硬化
和门腔静脉吻合术后的患者其疗效并不优于泼尼松龙。布地奈德的优点是在长
期治疗中的不良反应小于通常所用的肾上腺皮质激素。目前,我国市场上只有
用于治疗支气管哮喘的喷雾剂,尚无口服制剂供应。

(三)硫唑嘌呤

硫唑嘌呤是一种嘌呤类衍生物,在体内分解为 6-巯基嘌呤,后者对嘌呤能起
拮抗作用。免疫活性细胞在抗原刺激后的增殖期时需要嘌呤类物质,如果嘌呤
受到抑制时,则能抑制 DNA 的合成而影响淋巴细胞的增殖,从而阻碍了对抗原
敏感的淋巴细胞转化为免疫母细胞。因此,硫唑嘌呤可以发挥免疫抑制的药理
效应。单用硫唑嘌呤治疗 AIH 的疗效较差,通常在肾上腺皮质激素治疗中因疗
效不理想、肾上腺皮质激素的不良反应较大或经肾上腺皮质激素治疗后病情已
趋缓解,外加硫唑嘌呤联合治疗。常用剂量为每天泼尼松龙 30~40 mg 和硫唑
嘌呤75~100 mg。

硫唑嘌呤的不良反应主要是抑制骨髓的增生,大剂量和长疗程应用时必须
重视,应该观察血象的变化。此外,也可以出现黏膜溃疡、恶心、食欲减退、脱发
等不良反应。

(四)环孢素

20 世纪中期,Sandos 药厂从两种土壤里的真菌中提取出多种环化多肽,称
之为环孢素 A、C、G 等。1972 年,Borel 首先发现它们对细胞免疫和体液免疫功
能都有抑制作用。不久就作为免疫抑制药应用于器官移植和治疗多种自身免疫
性疾病。环孢素是一种由 11 个氨基酸组成的环化多肽,有显著的免疫抑制作
用,主要作用于免疫反应的诱导期。此药进入细胞后,与胞质内的亲环孢素蛋白
结合形成复合物,后者可作用于细胞内的一种含丝氨酸-苏氨酸异构体的磷脂
酶-钙调磷酸素。环孢素通作用于对磷脂酶-钙调磷酸素,可以抑制 IL-2、IL-3、
IL-4、TNF-α、IFN-7 等细胞因子的产生和释放,也可抑制 IL-2R 的表达,从而影
响 T 细胞在抗原刺激下的分化、增殖和细胞介导的免疫反应。在 AIH 的治疗
中,环孢素的常用剂量为口服2~4 mg/(kg·d),一般成人患者口服 200 mg/d。
有人报道,应用环孢素治疗 AIH 有较好的效果,临床症状和肝病理组织学均可
明显改善。从现有的文献报道来看,环孢素主要应用于儿童 AIH 患者,以避免
因长期服用肾上腺皮质激素而影响患儿的发育。环孢素的不良反应主要包括对

肾脏的损害、胃肠道反应、血压增高、肝脏损害、风疹等,其中肾脏受损是环孢素的最突出的不良反应。由于应用于自身免疫性疾病的环孢素剂量远比用于器官移植前后的剂量要小,因此,出现不良反应的程度较轻。从已报道的临床资料显示,AIH 患者在接受环孢素治疗时的耐受性较好,很少有因不良反应而须终止治疗者。

(五)他克莫司

他克莫司又名普乐可复或 FK506,是一种从土壤链霉菌中提取出的属于大环内酯抗生素,其药理作用机制是可以抑制 T 细胞的活化以及 T 辅助细胞依赖型 B 细胞的增生,也可抑制 IL-2、IL-3 和 γ 干扰素等淋巴因子的生成和 LH-2R的表达。在体外和体内的实验研究结果表明,此药具有显著的免疫抑制作用。有人报道口服他克莫司 3 mg,每天 2 次,疗程 1 年,临床症状和肝功能均有改善。不过,此药治疗 AIH 方面尚缺少大规模的临床验证,其应用前景还不能做出确切的评价。

(六)熊去氧胆酸

熊去氧胆酸是亲水性的胆汁酸,可从肝细胞置换疏水的胆汁酸,促进胆汁分泌和减少胆汁酸在回肠内的再吸收,并可改变 HLA-1 类抗原在肝细胞表面的表达和抑制免疫球蛋白的产生。胆汁淤滞明显的 AIH 患者可以试用。不过,疗效并不非常肯定。有人认为每天口服此药 600 mg 可以减轻黄疸和降低血清转氨酶水平。但也有人观察并无明显疗效。

(七)肝移植

经药物治疗无效、病程进入晚期的患者,可以考虑肝移植治疗。欧洲的文献报道,有 4% 的 AIH 患者接受肝移植治疗,他们 5 年生存率为 92%,AIH 的复发率为 11%～35%,肝移植手术后,AIH 仍会复发,所以必须继续应用免疫抑制药治疗,以降低 AIH 的复发率,自身抗体持续阳性与 AIH 复发无明确的关系。

第二节　原发性硬化性胆管炎

原发性硬化性胆管炎(primary sclerosing cholangitis,PSC)是一种病因尚不清楚的、肝内和肝外胆管慢性进行性弥漫性炎症、纤维化以及胆管狭窄或闭塞而引起的慢性胆汁淤滞综合征。它起病缓慢,逐渐加重,最终导致胆汁性肝硬化和门脉高压症,患者常因门脉高压症的并发症或肝功能衰竭而死亡。

虽然早在1924年,Delbet已经报道过PSC,但是,在1970年之前的英文文献中所报道的病例数只有40例。所以,以往人们一直认为此病非常少见。随着发现PSC与溃疡性结肠炎之间有密切的关系,人们开始重视对溃疡性结肠炎患者进行肝功能和胆管系统的检查,尤其自从1974年起开展了逆行胰胆管造影,经皮穿刺胆管造影技术亦逐渐应用于临床,对胆管疾病的诊断水平有了显著的提高,PSC的病例报告及其相关的研究报道日益增多,提示此病并非罕见,随着病例的不断增多,人们对此病的认识也逐渐加深。

引起胆管硬化性炎症的原因很多,本文所述的是指病因尚不明了的原发性硬化性胆管炎,继发于胆管手术、胆石症、先天性胆管异常、胆管缺血性损害、获得性免疫缺陷综合征(艾滋病)伴随的胆管病变等各种原因而导致的继发性胆管硬化性病变不属于此文范围之内。

一、流行病学

近30年来由于胆管的检查技术不断改善,通过逆行胰胆管造影可以清楚观察胆管的形态,使胆管疾病的诊断准确性有了明显的提高,因此,PSC病例逐渐增多,例如,美国Mayo Clinic开展逆行胰胆管造影检查后,每年所发现的PSC病例比过去增多了1倍。不过直到现在,有关PSC在人群中的患病率仍不十分清楚。已知PSC患者容易并发非特异性溃疡性结肠炎。据美国学者分析,美国的溃疡性结肠炎患病率为40/10万~220/10万人,有2.5%~7.5%的溃疡性结肠炎患者合并或将会并发PSC,据此资料计算美国人群中的PSC患病率可能为1/10万~6/10万人。在斯堪的纳维亚国家中,溃疡性结肠炎的患病率为170/10万人,有3.7%的溃疡性结肠炎患者并发PSC,因此估计PSC的患病率大约为6/10万人。西班牙调查一地区的PSC患病率资料显示,在1984年时为0.078/10万人,1988年时则为0.224/10万人,提示欧洲南部国家的PSC患病率低于北部国家。从溃疡性结肠炎的流行病学资料来间接推算PSC的患病率不一定符合实际情况,因为有溃疡性结肠炎的患者并不都接受胆管造影检查,有些病情较轻的PSC患者可能被遗漏,另外,大约有20%的PSC患者并不合并有溃疡性结肠炎。至于我国还没有关于PSC流行病学的调查资料。PSC可以发生于任何种族和各年龄的人,但多见于青、中年男性。文献报道的病例中,确诊时的年龄在32~42岁,男性患者占60%左右。

二、病因和发病机制

PSC 的病因尚不明了,不过已提出多种假说,现将文献中提出的有关学说陈述于下。

(一)毒性物质

甲醛、聚氯乙烯、四氯化碳或抗肿瘤的化学药物与胆管接触后,可以引起胆管的弥漫性损伤,其病理改变与 PSC 相近似,所以有人认为 PSC 的发病或许与胆管暴露于某些毒性物质有关,但是均未证实。由于 PSC 与溃疡性结肠炎的关系非常密切,后者的肠道黏膜有损伤,因此,有些学者假设肠道内经细菌作用所产生的物质通过损伤的肠黏膜吸收进入门静脉而损伤肝内胆管。有人通过动物实验发现,大鼠直肠内灌注乙酸损伤其直肠黏膜后,再在直肠腔内注入含有甲基酰的肽类物质,后者经细菌作用而分解的物质进入门静脉,在肝汇管区可以出现炎症病变。同样,给兔的门静脉内注射杀死的大肠埃希菌后,其肝组织所产生的病变与 PSC 患者的肝脏病理改变非常相似。但是,这些动物实验模型中,较大的胆管均无损伤,所以这种毒性物质引起 PSC 的假设不能完全可信。进入肠道内的胆酸经细菌作用后产生石胆酸,后者对肝细胞和胆管上皮有毒性作用。因此有人推测,PSC 的发病或许与这类毒性胆酸经过门静脉,引起胆管损伤。但是这一假设不能被证实。PSC 患者几乎都伴有铜的代谢异常,因此有人提出 PSC 的发病可能与此有关。但是,应用 D 青霉胺驱铜治疗时,虽然尿铜排出量增加,而不能阻断 PSC 病情的进展。所以,多数学者认为 PSC 患者的铜代谢异常是由于胆汁淤滞的结果,而不是 PSC 的病因。

(二)微生物感染

有些学者认为 PSC 与细菌感染有关。细菌通过有损伤的肠道黏膜进入门静脉后损害胆管,使胆管系统呈现慢性炎症和纤维化。或者细菌沿肝外胆管或从胆管周围的淋巴管扩散到胆管内,导致胆管系统损伤而出现胆管炎症和纤维化。然而,多数 PSC 患者的门静脉血或胆汁中不能培养出细菌,所以这种细菌感染学说没有得到证实。有些病毒如巨细胞病毒、风疹病毒或 3 型呼肠病毒对胆管上皮具有趋化性。在小鼠动物实验中可以制造出阻塞性胆总管炎的模型,可使新生小鼠出现胆管闭塞。所以,有些学者认为 PSC 的发病可能与病毒感染有关。但是,这些病毒感染所致的胆管病变的病理组织学改变与 PSC 不同。所以至今尚无明确的依据说明病毒感染与 PSC 发病的关系。新型隐球菌感染也可以引起硬化性胆管炎的病变,然而这与 PSC 之间亦无确凿的证据。

（三）遗传因素

有两方面的现象表明 PSC 的发病具有遗传因素。第一，PSC 有家族聚集现象，文献报道 PSC 患者的家族中，PSC 的患病率高于对照组。第二，PSC 与人白细胞抗原有一定相关性，患者中以 $HLA\text{-}B8$ 和 $HLA\text{-}DR3$ 较多。PSC 患者中，$HLA\text{-}B8$ 的检出率为 60% 左右，而正常人对照组中只有 25%。文献报道 12 例 PSC 患者中，9 例是 $HLA\text{-}DR3$，检出率高达 75%，其中 8 例患者同时为 $HLA\text{-}B8$。所以，$HLA\text{-}B8$ 和 $HLA\text{-}DR3$ 可能是诱发 PSC 的危险因子。已知 $HLA\text{-}B8$ 和 $HLA\text{-}DR3$ 与胰岛素依赖型糖尿病、乳糜泻、重症肌无力、慢性活动性肝炎、甲状腺毒症、系统性硬化等与自身免疫功能障碍相关的疾病也有一定的联系，而这些疾病也可与 PSC 同时存在，提示 PSC 的发病机制中涉及免疫功能异常和遗传因素。在伴有 $HLA\text{-}DR4$ 的 PSC 患者中，其病情进展较快。

（四）免疫功能异常

现在不少学者认为 PSC 是一种自身免疫性疾病，此病患者伴有体液免疫和细胞免疫异常现象。在体液免疫方面，主要表现在患者血清免疫球蛋白常常增高，在胆汁中含有较高水平的 IgM。PSC 患者的血清中常出现抗平滑肌抗体（SMA）和抗核抗体（ANA），不少患者还伴有抗中性粒细胞抗体（ANCA）阳性。不过，PSC 患者中这些自身抗体的检出率并不很高。例如，挪威学者 Boberg 等的检出结果显示，PSC 患者的 AMA 的阳性率为 0，SMA 和 ANA 的阳性率分别为 8% 和 38%。英国学者 Chapman 等于 1986 年报道，62.5% 的 PSC 合并溃疡性结肠炎患者血清中可以检出抗结肠自身抗体，而单纯溃疡性结肠炎患者的抗结肠抗体的检出率只有 17%。Das 等应用单克隆抗体检测技术发现 PSC 患者的肝外胆管上皮和结肠黏膜具有共同的抗原决定簇，在 2/3 患者的血清中可以测出针对这种抗原的抗体，而原发性胆汁性肝硬化、继发性胆管狭窄和酒精性肝硬化患者中不含有这种抗体。文献报道，80% 的 PSC 患者的血液中含有免疫复合体，有些患者的胆汁中也可检出免疫复合体，不过这种免疫复合体的抗原和抗体成分还不清楚。

在细胞免疫方面，PSC 患者的 T 细胞数量常常减少，减少的 T 细胞主要是抑制性 T 细胞 CD8，因而患者的血液循环中 CD4 与 CD8 的比例增大，在伴有肝硬化的 PSC 患者中，这种比例增高更为明显。有人报道 PSC 患者的 B 细胞数量多于对照组，B 细胞增多的原因可能由于抑制性 T 细胞减少而促使 B 细胞增殖。B 细胞增多的意义虽还不能明确，但是至少可以解释 PSC 患者免疫球蛋白含量增高的部分原因。总体来说,PSC 的病因和发病机制还不清楚,近年来的研究提示可能与遗传和机体免疫功能异常有关。

三、病理

PSC 患者的肝内外大小胆管均可受累,被累及的胆管明显增厚、僵硬,管腔狭窄,触之犹如绳索状。胆管可以呈弥漫性损害,亦常呈节段性损伤。受累的胆管围绕管壁的纤维组织增生,形成洋葱皮样的纤维化,胆管上皮进行性萎缩,导致管腔明显狭窄或闭塞。在狭窄段之间的胆管则常常扩张。胆管节段状狭窄与胆管扩张交替出现,在胆管造影时呈现不规则的串珠样改变,肝内胆管出现枯树枝状变化。病理组织学显示,胆管呈慢性炎症反应及纤维化,炎症由淋巴细胞、浆细胞以及嗜酸性粒细胞浸润。胆囊亦可与胆管相似的纤维增生和炎性反应,胆囊壁增厚,常有单核细胞浸润。病程早期时,肝脏可以增大,随后由于胆汁淤滞,染有胆汁,最终发展为继发性胆汁性肝硬化。

四、临床表现

PSC 发病多较隐袭,不易确定起病的时间,病情进展缓慢,有少数患者的发病可能比较急骤。此病可以发生在各种年龄,但多见于 25～45 岁。以男性患者多见,男女之比约为 2∶1。PSC 患者的临床表现不一,变异较大,主要与病情的轻重和病程的早晚有关。文献报道有 15%～44% 的患者可以无明显不适,这些无明显临床症状的患者一般情况较好,只是在胆管造影、肝功能试验和肝组织检查时显示有异常征象。没有明显临床症状的患者多因伴有溃疡性结肠炎而进行逆行胰胆管造影检查时被发现患有 PSC,这类患者追随观察数年可以持续没有明显的症状。

有临床症状的患者中,其症状可以自行缓解或加重,常见的症状有:①乏力、食欲减退、体重减轻。②胆汁淤滞,显示慢性梗阻性黄疸,伴有皮肤瘙痒。文献报道,有黄疸者占 51%～72%,有皮肤瘙痒者占 28%～69%。③部分患者可有右上腹部疼痛,多数为隐痛,少数患者亦可急性上腹疼痛。④有些患者可以间隙发热,以低热或中度发热较为常见。有的患者可以出现急性胆管感染的临床表现,不过,这类患者既往多有胆管手术的病史。⑤发生继发性胆汁性肝硬化时,患者一般情况较差,出现门脉高压症的各种临床表现。有人报道,大约有 17% 的无症状患者和 50% 的有症状患者在确诊时已有肝硬化的征象。⑥PSC 容易合并溃疡性结肠炎,患者可以出现腹泻、便血、腹胀、腹痛等症状。⑦如果胆汁淤滞明显和持续时间较长,则可能由于肠道内胆汁减少而影响脂肪和脂溶性维生素吸收,出现脂肪泻以及脂溶性维生素缺乏后的相关临床表现,肠道内的钙的吸收也会受到影响。⑧有 25%～60% 的 PSC 患者在接受 B 型超声检查时,显示有胆囊结石,多无明显临床症状,以胆色素结石居多。当 PSC 患者突然黄疸加深和右上腹疼痛时,应排除胆总管结石的可能性。⑨PSC 患者可能伴有慢性胰腺炎。文献报道中,PSC 患者伴有慢性胰腺炎的患病率高低不一,低者 8%,高者可达 77%。PSC 患者并发急性胰腺炎者比较少见。⑩PSC患者可能发展为胆管癌。有些学者对 PSC 患者进行回顾性分析或前瞻性观察,有4%～9%的 PSC 患者并发胆管癌。在尸检材料分析中,因 PSC 死亡而进行尸检的病例中,发现有胆管癌者高达 30%～40%。胆管癌可发生在整个胆管系统,但以肝管及其交接部位最为多见。

本病患者的体征主要有:①黄疸。②皮肤色素沉着。③肝脾大。④肝硬化和门脉高压症的体征,如蜘蛛痣、水肿、腹水等,PSC 合并肝硬化的临床表现与一般的肝硬化无明显的差别。

五、实验室检查

(一)血液生化试验

与梗阻性黄疸相关指标,其中包括胆红素、碱性磷酸酶增高。PSC 患者的血清碱性磷酸酶水平常常增高超过正常值的 1 倍,是诊断 PSC 的指标之一。然而,一组瑞典的病例分析显示,有 10% 的 PSC 患者的碱性磷酸酶水平并不增高。PSC 患者肝功能的异常表现主要为血清转氨酶、谷氨酰转肽酶、球蛋白增高,清蛋白降低。在病程早期时,患者的肝功能试验有可能正常。

(二)血清免疫学指标

免疫球蛋白增高,其中以 IgM 更为明显。PSC 缺乏特异性自身抗体。大多数患者的 ANA、SMA、AMA 均阴性,有 20% 左右的患者血清中可能测出这些自身抗体,但滴度常常较低。PSC 患者很少有抗线粒体抗体阳性者。部分患者血清中可出现抗中性粒细胞抗体(ANCA),这种抗体也可以出现于原发性胆汁性肝硬化,因此缺乏特异性。

(三)血清铜

PSC 患者的铜代谢也常异常。50%～70% 的 PSC 患者的血清中,依次有铜或铜蓝蛋白水平增高。肝脏组织和尿液中的铜含量亦常常增多。血清铜含量的增高幅度与病情轻重无肯定的平行关系,肝组织和尿液内的铜含量则与病情有一定关系。

(四)影像学检查

内镜下逆行胰胆管造影(ERCP)对 PSC 有非常重要的意义,通过这项检查方法,可以清楚显示肝内和肝外胆管的形态以及胆管损害的轻重程度。经皮经肝胆管造影(PTC)对此病的诊断也有重要意义,不过,如果患者的胆管已有显著狭窄或闭塞时,可能影响胆管显示的结果。

在 ERCP 或 PTC 检查时,肝内或肝外胆管呈现弥散性节段性不规则狭窄,间隔正常或扩张的胆管。胆管形状僵硬,由于肝内小胆管狭窄或闭塞,因此胆管分支明显减少,呈现枯树枝样改变。少数患者的胰管亦可能受到影响,显示与胆管相类似的变化。

B 型超声检查亦有助于对胆管病变的了解,然而不如逆行胰胆管造影明确。B 型超声虽具有无创性的优点,但不能替代逆行胰胆管造影。

六、伴随疾病

PSC 可以与较多疾病合并存在,其中最引人重视的是溃疡性结肠炎,其他的并发症则比较少见。

(一)炎性肠病

1965 年,Smith 和 Loe 首先报道 PSC 患者合并有溃疡性结肠炎,随后众多学者证实 PSC 常常合并有溃疡性结肠炎。在内镜下进行逆行胰胆管造影(ER-CP),该技术还没有应用于临床之前,PSC 与溃疡性结肠炎之间的关系以及 PSC 患者的溃疡性结肠炎的确切患病率不是十分清楚。现在已知大约有 75% 的 PSC 患者合并有溃疡性结肠炎。在溃疡性结肠炎患者中,PSC 的患病率为 2%~6%。但是,各国文献报道的 PSC 患者合并溃疡性结肠炎的患病率不完全相同,如日本为 23%,西班牙为 44%,印度为 50%,美国为 71%,挪威则高达 100%。溃疡性结肠炎的病变部位与并发 PSC 有一定关系。据 Olsson 等的报道,全结肠炎的患者合并 PSC 的概率为 5.5%,而病变局限于远段结肠的患者合并 PSC 者只有 0.5%,两者有非常显著的差别。多数患者中,溃疡性结肠炎的诊断早于 PSC,少数患者先出现 PSC 的临床表现而后再有溃疡性结肠炎的病症。PSC 与溃疡性结肠炎各自病情的轻重并无一致的联系。PSC 患者的临床表现与是否合并溃疡性结肠炎没有明显的区别。

关于 PSC 与克罗恩病的关系,文献报道不多。PSC 伴随有克罗恩病者比较少见。南非学者的研究结果显示,有 1.2% 的 PSC 患者合并有克罗恩病。有的学者认为,美国的 PSC 患者比欧洲的患者更易合并克罗恩病。

(二)其他并发症

除了溃疡性结肠炎之外,PSC 还可伴有多种疾病,包括慢性胰腺炎、乳糜泻、胰岛素依赖性糖尿病、类风湿性关节炎、干燥综合征、系统性红斑狼疮、系统性硬化症、自身免疫性肝炎、甲状腺炎、溶血性贫血、血小板减少性紫癜、腹膜后纤维化、结节病等。文献报道 15%～50% 的 PSC 患者可以合并慢性胰腺炎,后者的病情常常较轻,很少出现胰腺外分泌功能低下者。

七、诊断和鉴别诊断

对中年男性患者出现胆汁淤滞的临床表现时应该想到 PSC 的可能性,如果伴有溃疡性结肠炎时则更是提示此病的有力的指征,必须进行逆行胰胆管造影,假如显示典型的肝内和肝外的胆管改变,诊断就可以确立。逆行胰胆管造影是诊断 PSC 的金标准方法,现在各地很多医院都已开展这项造影技术,因此,此病的诊断并不困难。对于临床表现不典型的或无明显临床症状的患者应保持警惕,遇有血清碱性磷酸酶和 IgM 增高、又合并溃疡性结肠炎的患者,需要进行逆行胰胆管造影检查。

在鉴别诊断中,PSC 应与下列疾病相区别:①继发性硬化性胆管炎。它一般可以找出致病的原因,如胆管外伤或手术史,药物或其他化学物质中毒,慢性反复胆管感染等。②原发性胆汁性肝硬化(PBC)。PBC 好发于中年女性,血清中常有高滴度的抗线粒体抗体。PBC 极少并发溃疡性结肠炎。胆管造影时可能罕见有不规则的狭窄和扩张的征象。③自身免疫性肝炎。血清中可测出高滴度的抗核抗体、抗平滑肌抗体和其他相关的自身抗体。肝活检病理检查时可见汇管区周围的肝细胞有碎片样坏死,或汇管区间的坏死和小叶中心的坏死所形成的桥样坏死。④继发于各种原因的肝外梗阻性黄疸。

八、治疗

因为对 PSC 的病因和发病机制还不清楚,目前仍缺乏有效的治疗方法,所采用的治疗措施主要包括:①因为此病的发病可能涉及自身免疫机制的异常,临床上常使用一些免疫抑制药,希望能减轻或阻止病变的发展。②针对胆汁淤滞的治疗。③针对并发症的治疗。

(一)减轻皮肤瘙痒的药物

胆汁淤滞明显的患者,常伴有皮肤瘙痒症状,严重时往往影响其生活质量。

减轻瘙痒症状的药物有:①考来烯胺,每次 4 g,进餐时口服,每天 3 次。服药过程中可出现恶心、食欲减退等胃肠道不良反应。此药不应与熊去氧胆酸、甲状腺素、地高辛、口服避孕药同时服用。②苯巴比妥,能增强肝脏微粒体内的葡萄糖醛酸转移酶的活性,促进胆红素与葡萄糖醛酸结合,降低血清胆红素的浓度,可以有助于减轻瘙痒症状。睡前口服 60 mg,可以减轻夜间瘙痒和改善睡眠。③利福平,300～600 mg/d,分 2 或 3 次口服。

(二)熊去氧胆酸

前面已经提及熊去氧胆酸具有保护肝细胞和胆管上皮、调节免疫功能和抗纤维化的作用,所以已普遍用于各种原因引起的胆汁淤滞性疾病。熊去氧胆酸亦可以用于 PSC 患者的治疗,常用剂量为 250 mg,每天 3 次,疗程要长,一般需 1 年以上。有人报道,30％～50％的 PSC 患者使用熊去氧胆酸治疗后,皮肤瘙痒症状、血清碱性磷酸酶和肝功能指标有不同程度的好转,但是肝脏组织学检查和胆管造影则无明显的改善。不过,亦有人报道熊去氧胆酸对 PSC 患者显示没有明显的疗效。

(三)肾上腺皮质激素

有人报道口服泼尼松或泼尼松龙 30～40 mg/d 可以减轻黄疸和改善肝功能,但是观察的病例数较少,疗效不能十分肯定。在病程早期时应用肾上腺皮质激素治疗,可能对减轻病情的进展有一定帮助。等到病情已是晚期,胆管已有不可逆的损害或已发展至继发性胆汁性肝硬化时,估计糖皮质激素不能发挥治疗效果。长期应用肾上腺皮质激素的不良反应较大,必须警惕。有人在逆行胰胆管造影时放置胆管中应用肾上腺皮质激素在胆管病变部位进行局部灌洗,亦没有收到明显的疗效。

(四)免疫抑制药

文献报道使用硫唑嘌呤、环孢素、甲氨蝶呤治疗 PSC,可以收到一定的疗效。但是观察的病例数均很少,还难以做出定论,需要积累更多的临床验证资料。

(五)青霉胺

PSC 患者体内有铜的积蓄,因此有人使用青霉胺驱铜治疗。美国 Mayo Clinic 的 LaRusso 等于1988 年报道,他们对 70 例 PSC 患者应用 D 青霉胺治疗 36 个月,进行有对照的前瞻性观察,发现不论临床症状还是肝和胆管病变均无明显好转,患者的存活时间与对照组相比亦没有显著的差别。

(六)秋水仙碱

秋水仙碱具有抗纤维化的作用,有人报道此药与泼尼松联合治疗时,有一定疗效。但是病例较少,并且不能得到其他学者的证实。Olsson 等于 1995 年报道,他们给 44 例 PSC 患者每天口服秋水仙碱1 mg,随诊3 年,结果显示治疗组与对照组之间不论临床症状、生化指标、肝脏组织学,还是生存期均无明显差别。

(七)内镜下气囊扩张

对肝外胆管有显著狭窄时,内镜下行施气囊扩张或狭窄部位放置支架,以改善胆汁的引流。不过,PSC 的胆管狭窄可能是多部位的,这对气囊扩张或放置支架带来困难。

(八)外科手术

肝门部位的胆管或胆总管有显著狭窄时,进行手术切除、肝外胆管扩张和胆管空肠吻合手术,以达到引流胆汁的目的。

(九)肝移植

患者病情严重时,可考虑肝移植。近年来,肝移植技术明显提高,已列为治疗晚期 PSC 的一种比较有效的措施。文献报道,PSC 患者接受肝移植手术后,一般情况和生活质量明显改善,5 年生存率可提高到 80% 左右。部分患者经肝移植后,PSC 又可能复发。文献报道,肝移植后3～5年内的复发率为 20%～30%。

九、预后

目前,对 PSC 还缺乏有效的治疗方法,所以此病患者的预后较差。不过,PSC 的自然病程变异较大,有些患者虽显示有胆管损伤征象而仍可以持续多年保持在无临床症状状态。一般情况下,发病年纪轻的、有显著临床症状的、起病时血清胆红素明显增高的患者的病情往往进展较快,其预后明显差于无症状者。肝内胆管有明显损害者的预后比只有肝外胆管损害者差,1989 年,美国 Mayo Clinic 的 Hunter 等报道,他们对 174 例 PSC 患者追随观察 2.7～15.5 年(平均 6 年),其中 79% 的患者在确诊时有临床症状。84% 的病例在随诊期间内死亡,测算患者在诊断后的平均存活时间为 11.9 年。根据大部分的文献报道,PSC 患者的平均存活期为 9～12 年,导致死亡的主要原因是肝功能衰竭、门脉高压症并发食管静脉曲张破裂出血或伴发胆管癌。

第三节　原发性胆汁性肝硬化

原发性胆汁性肝硬化(primary biliary cirrhosis,PBC)是一种肝内胆管慢性进行性非化脓性破坏,最终导致肝纤维化和肝硬化的疾病。1851 年,Addison 和 Gull 首先报道此病,因为患者常伴有高胆固醇血症和皮肤黄色瘤,所以初起时有人称此病为黄色瘤性胆汁性肝硬化。Aherens 等于 1950 年改称为 PBC。此病在早期时,肝内小叶无明显结节样再生,并无肝硬化病理改变,只在病程晚期时才出现肝硬化征象,所以有人主张将此病应称之为慢性非化脓性破坏性胆管炎。由于 PBC 已被广泛应用,因此沿用至今。

一、流行病学

PBC 在世界各地均有分布,然而有很显著的地区差异,其中以英国北部和斯堪的纳维亚地区的发病率最高,非洲最少,亚洲人群中的患病率低于白种人。据文献报道,英国纽卡斯尔地区居民的年患病率至少为 24/10 万人,加拿大安大略地区为 2.2/10 万人,澳大利亚维多利亚地区为1.9/10 万人,后两国内的大多数患者则是从西欧移民的后裔。美国每年新发病患者约有 1 万人。我国尚无 PBC 的流行病学调查报道,过去认为此病在我国并不多见,然而近年来的报道逐渐增多,可能 PBC 在我国人群中的患病率不一定很低。PBC 的发现一是依赖医师对本病的认识水平,二是需要对自身抗体检测技术的推广。PBC 好发于女性,在所有 PBC 患者中,女性患者占 90%左右。发病年龄可以为 20～80 岁,但是大多数是 40 岁左右的中年的女性。儿童患者非常少见。

二、病因和发病机制

PBC 的确切病因和发病机制还不十分清楚。迄今,有以下几方面的研究。

(一)环境因素

有人在流行病学调查中,发现英国有一个水库供水的地区内居民中,PBC 的患病率比附近其他 4 个水库供水的居民高出 10 倍,因此,怀疑 PBC 的发病可能与环境污染有关,但是对该水库的微生物和化学物质的检测均没有发现致病因素。有人曾推测微生物、肝炎病毒、干扰素、氯丙嗪与之相关,但亦不能得到证实。

(二)遗传因素

PBC 具有一定的遗传因素,表现在以下几方面。

1.家族易感性

PBC 患者的家族成员中,PBC 发病率比一般人群明显增高。有人测算此病患者的同胞患 PBC 的相对危险性为对照人群的 10.5 倍。此外,PBC 亲属的血清抗线粒体抗体(AMA)和其他相关的自身抗体阳性率也高于对照组。

2.与主要组织相容性复合物的关系

编码主要组织相容性复合物(major histocomp atibility complex,简称 MHC)的基因位于第 6 对染色体短臂的片段上,受遗传控制。人多次输血后,在血液循环中可以产生与供血者白细胞起反应的抗体,这些抗体所针对的靶抗原即为 MHC,后者分布在人体所有有核细胞表面,但由于它们首先在白细胞表面被发现,因此人类 MHC 抗原亦称之为人白细胞抗原(human leucocyte antigen,简称 HLA),将编码 HLA 抗原的基因群称之为 HLA 复合体。传统上按 HLA 复合物的结构、组织分布和功能,将它们分为 HLA Ⅰ、HLA Ⅱ 和 HLA Ⅲ 3 类。每一基因有几个等位基因。HLA Ⅰ类基因含有 3 个主要的等位基因,即 HLA -A 、HLA -B 27 和 HLA -C 。HLA -Ⅱ类基因的等位基因共有 27 个,其中经典的为 HLA -DR 、HLA -DP 和 HLA -DQ 等。HLA Ⅲ 类基因区位于 HLA Ⅰ 和 Ⅱ类基因之间,已发现有 30 多个等位基因。因为 MHC 分子受遗传所控制,所以在研究疾病的遗传因素时,常常应用 MHC 作为遗传的基础。

现在认为,HLA Ⅰ类基因与 PBC 的易感性无明确的联系,而与 HLAⅡ类基因则有明显关系,其中 HLA -DR 8(HLA -DRB 1 * 08)更为显著,认为后者是 PBC 的危险因子。文献报道中,与 PBC 相关的 HLA Ⅱ类等位基因还有 HLA -DR 2、HLA -DR 3、HLA -DP -B 1 * 0301、HLA -DRB 1 * 0501 等。TNF-α 位于 HLA Ⅲ类基因区,它是由单核细胞或淋巴细胞所产生的炎症前细胞因子,具有多种生物活性。有人报道 PBC 患者受损的小胆管上皮细胞胞质 TNF-α 的表达比其他肝病或正常对照组增高。关于 TNF-α 与 PBC 之间的联系虽已有不少的研究报道,然而结果很不一致。

虽然发现有些遗传因素与 PBC 发病之间存在一定的联系,但是关系并不非常密切,各家的研究结果也互不一致,还难以得出一个明确的结论。

(三)自身免疫功能障碍

近年来对此病的发病机制研究已有较大的进展,目前公认 PBC 是一自身免疫性疾病,其发病与异常的自身免疫反应有密切关系。

1.自身抗体

PBC 患者的血清中可检出以下多种自身抗体,表明此病的起病过程中存在着异常的自身免疫反应。

(1)抗线粒体抗体(antimitochondrial antibodies,AMA):自 1960 年以后,越来越多的文献报道表明,PBC 患者的血清中含有高滴度的无生物物种、无器官特异性的 AMA,检出率高达 95%。现在已知线粒体内至少有 9 种抗原(M1~M9)。在 PBC 患者血清中检出的 AMA 的靶抗原主要是 M2。M2 的化学组成成分主要为 2-氧代酸脱氢酶复合物(2-oxoacid dehydrogenase complex,简称 2-OADC)。2-OADC 包含多种存在于线粒体内膜的蛋白酶,其中有丙酮酸脱氢酶复合体-E2 亚单位(简称 PDC-E2),这些亚单位包括支链酮酸脱氢酶复合体(branched chain keto acid dehydrogenase complex,BCKD-E2)、2-氧代戊二酸脱氢酶复合体(2-oxoglutarate dehydrogenase complex,OGDC-E2)以及二氢硫辛酰胺脱氢酶结合蛋白(E3BP)。各学者报告 AMA 识别 M2 抗原不同亚单位的百分率不完全相同,总的来说,95%PBC 患者的 AMA 可与 PDC-E2 起反应,与 BCKD-E2 发生反应者为 50%~70%。然而,这些自身抗原在体内的分布较广,而 PBC 的病损主要在肝内的小胆管,并且与肝细胞相比,胆管上皮所含线粒体数量较少,因此,有些学者认为这些自身抗原和 AMA 在 PBC 的发病中所起的作用还需要进一步研究。有学者报告,PBC 患者血清中除了存在抗 M2 抗原的自身抗体外,还可检出抗 M4、M8 和 M9 等线粒体内膜成分的抗线粒体抗体。有些学者通过回顾或前瞻性的临床分析,均显示与线粒体不同抗原发生反应的线粒体抗体对评估 PBC 的预后有一定临床意义,抗 M2 和抗 M9 抗体阳性的 PBC 患者预后较好,而抗 M4 和抗 M8 抗体阳性的患者预后较差。

(2)抗核抗体(antinuclearantibodies,ANA):大约有 52% 的 PBC 患者血清中含有 ANA。在 AMA 阳性的 PBC 患者中,ANA 的检出率为 10%~40%。AMA 阴性的 PBC 患者中的 ANA 检出率则为 50% 左右。文献分析资料显示 ANA 对 PBC 的特异性为 95% 以上。应用以 HEp-2 细胞为底物的免疫荧光染色检测方法,发现 PBC 患者血清中有两种不同类型的 ANA,一种是荧光着色在核膜,称之为 M-ANA,另一种荧光在核内呈多点着色,称之为MND-ANA。

部分 PBC 患者含有抗核包膜自身抗体,其抗原主要为分子质量 200 ku 的核孔膜糖蛋白 gp210,gp210 中的主要抗原决定簇为胞质蛋白 C 末端的 15 个氨基酸序列。用 ELISA 方法,M-ANA 能够识别重组的 gp210。法国学者的研究结果显示,AMA 阳性的 PBC 患者中,抗 gp210 自身抗体检出率平均为 25%,AMA 阴性的 PBC 患者中,抗 gp210 自身抗体检出率平均为 50%,对 PBC 的特异性则高达 99%。美国学者报告,抗 gp210 自身抗体在 PBC 患者中的检出率只为

10%。此抗体可出现在 AMA 阴性的 PBC 患者，文献报道抗 gp210 自身抗体阳性的 PBC 患者中，AMA 阴性者占 15%～25%。因此，抗 gp210 自身抗体的检测对 PBC，尤其对 AMA 阴性的患者具有一定的诊断价值。

现在已知有两种核蛋白与 MND-ANA 发生反应，其中之一是核蛋白 Sp100。Sp100 系由480 个氨基酸组成、分子量约为 53 kD。应用 ELISA 检测，20%～30% 的 PBC 患者血清中可以检出抗 Sp100 抗体。抗 Sp100 抗体对 PBC 具有较高的特异性，有人报道抗 Sp100 抗体阳性的患者均确诊为 PBC，其他肝病患者则均为阴性。抗 Sp100 抗体可以偶然出现在其他风湿病患者中。不过，PBC 中的抗 Sp100 抗体可以是 IgA、IgG 或 IgM，而少数风湿病患者中的抗 Sp100 抗体只是 IgG。另外一个与 MND-ANA 发生反应的核蛋白是一种异常表达于早幼粒细胞白血病细胞的蛋白，称之为 PML。PML 与转录因子的序列很相近，可能具有转录调节的作用。与抗 Sp100 抗体相似，在 PBC 患者血清中也可检出抗 PML 抗体，而且对 PBC 的特异性较高。有人报道，抗 Sp100 抗体和抗 PML 抗体阳性的 PBC 患者，他们的病情往往较重，预后较差。当 PBC 患者进行肝移植治疗后，即使病情没有复发，抗 Sp100 抗体、抗 gp210 抗体和 AMA 仍可持续存在于患者的血清中。

少数 PBC 患者血清中还可检出另一种抗核抗体，称之为抗 LBR 抗体。LBR 是核内膜蛋白，由 637 个氨基酸所组成，能与板层素 B 受体结合，因而简称 LBR。大约 1% 的 PBC 患者的血清中含有抗 LBR 抗体。迄今，尚未发现其他自身免疫性疾病中有此抗体，所以抗 LBR 抗体对 PBC 的敏感性较低，但其特异性很高。

总的来说，AMA 阴性的 PBC 患者可伴有上述各种 ANA，所以 ANA 的检测有助于对 AMA 阴性的 PBC 的临床诊断。

2.T 细胞反应

从 PBC 的病变主要表现为胆管的损害、肝脏汇管区有明显淋巴样细胞的浸润以及胆管上皮有异常的 MHC-II 类抗原的表达来看，提示 PBC 患者的胆管细胞存在明显的自身免疫反应，推测 PBC 患者的胆管细胞的损害很可能是通过 T 细胞的细胞毒作用或细胞因子所介导的自身免疫反应。Vande Water 等从 PBC 患者的肝活检组织分离出了 T 细胞株，显示这种 T 细胞经丙酮酸脱氢酶复合体 E_2（PDC-E_2）或支链 2氧代酸脱氢酶 E_2（BCOADC-E_2）刺激后有特异性的应答，而对照组没有这种反应。

三、病理改变

PBC的基本病变是肝内胆管的非化脓性、肉芽肿性胆管炎。由于本病是一种慢性进行性的疾病,疾病不同阶段的肝组织病理组织学表现并不相同,根据其病程的演变,从早期的非化脓性胆管炎到发展至肝硬化,PBC的病理改变通常分为四期,即Ⅰ期为胆管炎期,Ⅱ期为胆管增生期,Ⅲ期为瘢痕期,Ⅳ期为肝硬化期。①Ⅰ期——胆管炎:汇管区内胆小管及其周围有淋巴细胞和单核细胞浸润,胆管上皮细胞胞质常有嗜酸性增强,部分上皮消失,有些汇管区的胆管萎缩、甚至消失。在破坏的胆管周围可出现上皮样细胞肉芽肿。这种肉芽肿一般无巨细胞。肝细胞和界板正常。②Ⅱ期——胆管增生期:汇管区明显扩大,小胆管广泛增生。肝小叶周边肝细胞出现碎片状坏死,但没有出现汇管区间的桥性坏死区。肝内有明显淤胆现象。肝细胞内可有铜沉积。③Ⅲ期——瘢痕期:汇管区内炎性细胞减少,胆管亦减少,胶原含量逐渐增多,纤维组织明显增生,在汇管区与汇管区之间形成纤维间隔。淤胆更加显著。肝细胞内铜沉积量增多。④Ⅳ期——肝硬化期;纤维组织增生形成的间隔进一步分隔肝小叶,由于肝细胞再生形成大小不等的结节,最终演变成肝硬化。淤胆显著,肝呈绿色,肝脏体积可能缩小,肝表面出现细颗粒状结节。毛细胆管内可有胆栓。

四、临床表现

PBC好发于中年女性,90%的患者是年龄为40～55岁的妇女。起病比较隐匿,常无特殊症状,因此发病初期往往不被患者所注意。

(一)症状和体征

1.乏力

乏力这是PBC患者最常见的主要症状。乏力虽在病程早期就可出现,但它与病程的早晚和病情的轻重无明确的关系,与预后亦不相关。

2.瘙痒

皮肤瘙痒也是PBC的一种常见的临床症状。PBC患者的瘙痒程度不一,有的较轻,有的很重,常常夜间更为明显,影响睡眠,有些患者的乏力可能与此相关。PBC患者瘙痒症状的原因并不十分清楚,有不少假说。较多的人认为胆汁淤滞者的瘙痒症状可能与胆汁酸沉积于皮肤有关,但是瘙痒症状的轻重与血液内胆汁酸含量并不平行。瘙痒与黄疸不一定同时出现,在有瘙痒的患者中,大约有一半并无黄疸,同时伴有瘙痒和黄疸者约占1/4。同一患者的瘙痒症状常有时轻时重的波动现象,而其血清胆酸水平并无相应的变化。这些临床征象表明,胆汁淤滞时所出现的瘙痒症状的原因与胆酸淤滞有一定关系,然而并非唯一的原因,可能还有其他的因素。女性患者的瘙痒症状往往比男性患者明显,有人认为这可能与女性激素有关。另有人报告,胆汁淤滞和瘙痒患者的血清组胺水平增高,所以他们认为组胺可能是原因之一,亦有人认为可能与内源性鸦片类物质的释放有关。

3.黄疸

梗阻性黄疸是 PBC 的重要临床表现之一,提示肝内胆管受损显著,引起肝内胆汁排出受阻的结果。黄疸常出现在起病后的数月或数年,大约有 10% 的患者则为起病的首发症状。黄疸越深或黄疸加深的速度越快,表明病情越重,所以监测血液胆红素的含量及其变化是估计预后或评价临床疗效的一个指标。不过,不少 PBC 患者并无黄疸,血清胆红素含量处于正常水平。

4.消化不良

不少患者伴有消化不良症状,如腹部胀痛、食欲减退、嗳气等。文献报道,有 7%～17% 的 PBC 患者可有原因不明的腹痛,腹痛部位以上腹中部或右上腹部居多,常伴有胀气和嗳气。

5.脂肪泻和代谢性骨病

脂肪泻是 PBC 病程较晚时的表现,粪便内含有较多的脂肪。这类症状常出现于持续和明显的黄疸的患者中。引起脂肪泻的主要原因是由于肝内胆汁淤滞而导致肠道内胆盐含量减少,影响小肠内乳糜微粒的形成而妨碍吸收脂肪的功能所致。如果长期脂肪泻后,患者会出现脂溶性维生素的缺乏。因维生素 A 的吸收不良,可以引起视力障碍。因维生素 D 的吸收不良,可能出现代谢性骨病。文献报道有 10%～35% 的 PBC 患者可以发生代谢性骨病,其中以骨质疏松比较常见,亦可并发骨质软化,患者可以出现后背部、肋骨或其他骨骼疼痛,严重时少数患者可能发生病理性骨折。PBC 患者发生代谢性骨病的原因除了由于脂溶性维生素 D 吸收障碍外,还可能与肝硬化和性激素减少有关。

6.皮肤黄色瘤

PBC 患者血清中的胆固醇含量常常增高,文献报道,大约 50% 的有临床症状的 PBC 患者伴有高胆固醇血症,其中低密度脂蛋白(LDL)和极低密度脂蛋白(VLDL)只有轻度增高,而高密度脂蛋白(HDL)则常明显增高。血清胆固醇持续增高后可以并发皮肤黄色瘤。PBC 患者的血脂虽然增高,但其冠状动脉硬化的发生率并无明显增高。

7.肝、脾大

大约30%的PBC患者的肝脏增大,可能有轻度触痛。病情发展到门静脉高压时,脾可以大。

8.门静脉高压和食管静脉曲张

在PBC病程晚期发生肝硬化后,会并发门静脉高压症,出现食管或胃底静脉曲张、皮肤蜘蛛痣、下肢水肿和腹水以及上消化道出血等并发症。PBC患者中,门静脉高压症和肝功能衰竭的发展过程比较缓慢,有些患者已出现食管静脉曲张而清蛋白水平并无明显降低。

(二)实验室检查

1.生化试验

在病程早期时,血清胆红素常无明显增高。血清转氨酶可能轻度增高,也可能正常。几乎所有PBC患者的碱性磷酸酶常常显著增高,提示存在肝内胆汁淤滞和小胆管的损伤。血清γ-谷氨酰转肽酶和胆固醇水平也常常增高。血清蛋白水平多处于正常范围,球蛋白水平亦无显著增高。

2.免疫学检查

70%～80%PBC患者的IgM往往有明显增高,IgA和IgG正常或轻度增高。血清补体C3可能降低。采用免疫荧光法、ELISA法或Western免疫印迹法检测AMA。PBC患者中,AMA的检出率可高达90%以上,其中以M2亚型最具特异性,对本病的诊断具有重要意义,尤其是无症状的PBC患者的重要诊断依据。PBC患者的血清中也可以检测出其他自身抗体,如抗核抗体、抗平滑肌抗体、抗甲状腺抗体等。

(三)临床分期

由于PBC的起病比较缓慢,病程较长,各患者在病程的不同阶段所呈现临床表现会有很显著的差别,有的可能没有临床症状,有的已发展到晚期肝硬化而表现出病情严重。因此,有些学者根据患者的临床表现将本病分为下列几种临床阶段,这些不同阶段持续时间长短不一,与病情的轻重和治疗是否及时有关。

1.无症状期

这类患者无明显的临床症状,但通过生化、免疫学检查,发现血清碱性磷酸酶增高、血清中含有滴度较高的AMA,如果肝穿刺活检则显示患者的肝组织有符合PBC的病理改变。随着病情的进展,患者可以由无症状期转入到有症状期的阶段。

2.有症状期

(1)早期:患者的临床症状往往不十分明显,可以有乏力、消化不良,少数患者可能有皮肤瘙痒。实验室检查可以显示血清碱性磷酸酶、谷丙转氨酶和γ-谷氨酰转肽酶轻度增高,血清胆红素常正常。AMA 阳性。

(2)无黄疸期:除了早期患者的症状外,皮肤瘙痒比较明显,但没有黄疸体征,血清胆红素水平正常。血清胆固醇含量可能明显增高,有些患者可能伴有黄色瘤。患者可以没有阳性体征。血清中出现高滴度的 AMA。

(3)黄疸期:血清胆红素增高,皮肤瘙痒症状也随之更加明显。患者可能呈现代谢性骨病和脂溶性维生素缺乏的临床表现。肝细胞内可以出现铜沉积。血清碱性磷酸酶、胆固醇等生化试验指标明显增高。AMA 阳性。

(4)晚期:患者一般情况差,已进入肝硬化阶段,常常伴有门静脉高压症的临床表现。一旦出现食管静脉曲张后,患者的预后不良。近 10 多年来,随着对于 PBC 的认识日益加深和提高,有关此病临床类型显著扩大,从以上不同临床阶段的临床表现可以看出,原发性胆汁性肝硬化患者不一定具有肝硬化的临床特征,有不少患者没有黄疸,特别对于有关自身抗体的检测技术的逐渐改进和推广,使不少 PBC 患者在无症状期和无黄疸的早期阶段就能获得确诊。所以,有些学者对原发性胆汁性肝硬化这一病名提出质疑,认为 PBC 这一病名不能反映此疾病的全貌。

五、伴随疾病

PBC 患者常常同时伴有其他自身免疫性疾病,文献报道大约有 69% 的 PBC 患者可以伴随有非肝脏疾病,这些疾病包括:硬皮病、干燥综合征、类风湿关节炎、系统性红斑狼疮、多发性肌炎、混合性结缔组织病、甲状腺炎等。PBC 的病程越长者,伴随其他自身免疫性疾病越多见。PBC 患者伴随有干燥综合征者可以高达 47.4%～81.0%,这类患者有口干和眼干症状,眼科检查时常显示有干燥性角膜和结膜炎。大约 4% 的 PBC 患者合并有硬皮病,其中以局限于指趾皮肤硬化者比较多见,少数患者的颜面和肢体皮肤亦可以硬化。伴有硬皮病的 PBC 患者血清中可测出抗 Scl-70 抗体。有 5%～34% 的 PBC 患者可伴有炎症性关节炎。PBC 患者血清中的类风湿因子阳性率可高达 70%。20% 左右的 PBC 患者可合并有甲状腺炎、甲状腺功能低下的黏液性水肿或甲状腺功能正常的甲状腺肿大。有 30% 左右的 PBC 患者血清中可以检测出抗甲状腺抗体。文献报道 PBC 患者伴有空肠黏膜绒毛萎缩,呈现类似非热带脂肪泻的腹泻,小肠吸收脂肪功能受损引起腹泻,粪便内脂肪排出量显著增多。少数 PBC 患者也可以伴有溃疡性结肠炎或克罗恩病(Crohn 病),但并不常见。有人报道,39%的 PBC 患者合并有胆囊结石,结石的成分多为胆色素型。文献报道,81%的 PBC 患者经 CT 扫描显示肝胃韧带和肝门区有肿大的结节。PBC 患者可能合并 IgM 肾病。部分患者因远端肾小管铜沉积而引起的肾小管酸中毒。有的患者由于肾小管损伤而导致尿内尿酸排出增多和低尿酸血症。PBC 患者可以伴随有自身免疫性血小板减少症、贫血等血液异常。PBC 患者可以并发肺间质纤维化或肺间质巨细胞肉芽肿,后者往往同时伴有干燥综合征。伴有间质性肺炎的患者也常合并有 CREST 综合征。有人报道 PBC 患者因血管炎和坏死性脊髓病而发生横贯性脊髓炎。

六、诊断

PBC 患者的临床表现不一,而且缺少特异的症状和特征,因此对无症状、无黄疸和无肝硬化的患者确诊比较困难,往往容易误诊为其他疾病。对这类病程比较早期的患者,如果是中年女性,主诉乏力、食欲减退、皮肤轻度瘙痒时,应该想到此病的可能性。必须进行实验室检查,如果血清碱性磷酸酶、γ-谷氨酰转肽酶和免疫球蛋白 IgM 增高,则须检测 AMA 和其他自身抗体,必要时做肝穿刺取肝组织进行病理检查。近年来,医师对 PBC 的认识逐渐提高以及自身检测技术的推广,从首发症状至确诊的时间随之缩短,例如,北京友谊医院分析 34 例 PBC 患者的临床资料显示,1996 年 12 月以前就诊的患者多超过为 2 年确诊,1997 年 1 月以后就诊者多在半年内确诊。患者已有持续性黄疸和肝硬化的临床表现时,如果可以排除其他肝病,则应考虑 PBC,做血液生化和自身抗体的检查。如果肝功能异常,同时伴有高滴度的 AMA 和其他自身抗体阳性,则 PBC 的诊断基本可以确定,必要时做肝穿刺进行肝病理组织学检查。概括起来说,对病程早期的 PBC 诊断更多地需要依据实验室生化和自身抗体的检测,其中血清转氨酶、转肽酶、IgM 和 AMA 有较大的诊断的意义,肝穿刺活组织病理检查对确诊本病更具有重要性。对于病程较晚的患者,结合临床表现和实验室检查结果,多数患者的诊断可以确立,少数患者可能还需要肝病理组织学检查的帮助。

七、鉴别诊断

PBC 的鉴别诊断中,首先需要与其他慢性胆汁淤滞性疾病相区别,其中如原发性硬化性胆管炎(PSC)。PSC 患者极少伴有 AMA 阳性者,在逆行胰胆管造影(ERCP)检查时常显示肝外胆管呈结节状改变,肝活检病理检查显示肝内胆管周围纤维化。PBC 应与结节病鉴别,因为后者亦可能伴有胆汁淤滞、血清碱性磷酸酶增高和肝内肉芽肿样病理改变。结节病患者的血清 AMA 阴性,90％以上的患者在 X 线胸片中显示有肺部病变。雄激素、避孕药、部分磺胺药、氯丙嗪、丙米嗪、氨苄西林等药物可以诱发胆汁淤滞。药物性胆汁淤滞症起病常常较快,有使用药物的诱因,停药后黄疸和肝脏损害往往在短期内消退,血清 AMA 均为阴性。

八、治疗

PBC 的治疗原则是早期积极治疗,如果病程已经晚期,治疗效果往往较差。治疗措施主要为针对胆汁淤滞而引起的各种临床症状,使用免疫抑制药物争取减轻和阻止肝脏和胆管的损伤以及各项药物治疗无效时施行肝移植手术。总的来说,由于对此病的病因和发病机制还不清楚,各种治疗措施都不易彻底阻断病情的发展,当前的治疗目的:一是减轻临床症状,改善患者的生活质量;二是争取延缓病情的进展,延长患者的寿命。

(一)一般治疗

注意休息,增加营养,补充脂溶性维生素(A、D、E、K),以防止或纠正因肠道内胆盐的减少而导致机体内这些维生素的不足。在使用维生素 D 和钙剂的同时,在体力许可的条件下,适当增加户外活动,以减轻骨质变薄和骨质疏松。

(二)对症治疗

1.皮肤瘙痒

PBC 患者常有皮肤瘙痒症状,严重是影响患者的生活和休息。胆汁淤滞引起皮肤瘙痒的原因之一,是因胆酸盐积聚于皮肤所致。但是,有些伴有显著瘙痒的患者却并没有明显的黄疸。临床上常用的药物有考来烯胺治疗胆汁淤滞引起的皮肤的所有症状,考来烯胺是一种阴离子交换树脂,口服后与肠道内的胆酸盐结合,避免胆酸盐再吸收入血液中,以减少血液循环内的胆酸含量。考来烯胺的常用剂量为 12 g/d,分 3 次口服。大约可使 95％的患者的瘙痒症状有不同程度的减轻。不过,考来烯胺的不良反应较大,服用后可出现恶心和上腹部不适,此药可以与甲状腺素、地高辛、口服避孕药、熊去氧胆酸等药物结合,所以不要与这类药同服。如果需要口服熊去氧胆酸时,应将考来烯胺与熊去氧胆酸两药服药的时间至少间隔 4 小时。临床中也可服用利福平治疗皮肤瘙痒,每天剂量为 300～600 mg,分 2 次或 3 次口服。亦有人应用鸦片受体拮抗药来减轻皮肤瘙痒症状,鸦片受体拮抗药中,注射制剂有纳洛酮,口服制剂有 nalmefene 和 naltrexone。

2.骨质疏松

鼓励患者适当活动,多晒太阳。口服钙片,每天 $1\sim1.5$ g。口服维生素 D $500\sim5\,000$ U,具体剂量视患者的病情而定。亦可口服阿法骨化醇 $0.25\sim0.5$ μg,每天 1 次。阿法骨化醇即 1α-羟基维生素 D_3,经肝脏转化成 1,25-二羟基维生素-D_3,可以促进钙在肠道中的吸收。

(三)熊去氧胆酸

胆汁主要由肝细胞所生成,少量由肝内胆管上皮所分泌。胆汁的主要成分是水和可溶性物质,后者的主要成分是胆汁酸,其次是磷脂、蛋白质、胆固醇、胆红素等。胆汁酸与钠、钾或钙离子结合以胆汁酸盐形式存在于胆汁中。正常人的初级胆汁酸中,主要是胆酸和鹅去氧胆酸,它们与甘氨酸或牛磺酸结合后经过胆管而进入肠道。初级胆酸经肠道内微生物的作用,转变成去氧胆酸、石胆酸、7-酮石胆酸等二级胆酸。90%左右的二级胆酸通过肝肠循环再吸收到肝内,其中 7-酮石胆酸转变为熊去氧胆酸(ursodeoxycholicacid,UDCA),所以,熊去氧胆酸属于三级胆酸。它只占全部胆汁酸容量的 1%左右。鹅去氧胆酸亲脂性较强,对富含磷脂的细胞膜有损伤作用,而熊去氧胆酸具有较强的亲水性,对肝细胞和胆管上皮的损伤作用很小。在体外细胞培养研究和动物实验中已经证实,熊去氧胆酸能够明显抑制鹅去氧胆酸对肝细胞的损害作用。在一般情况下,熊去氧胆酸只占全部胆汁容量的 1%,鹅去氧胆酸含量占 40%左右。当肝内胆汁淤滞时,胆汁酸的分泌和排出发生障碍,肝内的胆汁酸含量显著增加,过量的胆汁酸会损害肝细胞和胆管上皮细胞。

人口服熊去氧胆酸 $10\sim15$ mg/(kg·d)后,熊去氧胆酸在胆汁中所占的比例可以由原来的 1%提高到 40%~50%,而鹅去氧胆酸由 40%降低到 16%,使胆汁的成分有了明显的改变。因熊去氧胆酸具有较强的亲水性,对肝细胞和胆管上皮的损伤作用比亲脂性较强的鹅去氧胆酸要轻得多,所以,当胆汁中的熊去氧胆酸含量增多而鹅去氧胆酸减少时,相对地对肝细胞和胆管起到保护的作用。除此之外,熊去氧胆酸有免疫调节的作用,它能抑制 HLA 在胆管上皮的表达以及在动物实验中显示可以抑制 IL-2 的产生,所以此药可帮助 PBC 患者的淋巴细胞功能恢复正常。熊去氧胆酸还有抗纤维化的作用,可以减轻或防止 PBC 患者的肝纤维化。早在 1987 年,Poupon 已经应用熊去氧胆酸治疗 PBC 患者,发现有良好效果。以后有较多的文献报道提示此药不仅可以减轻患者的临床症状和肝功能的异常,而且可以改善肝脏组织的损伤。不过,也有人通过对部分文献资料的分析而认为熊去氧胆酸治疗 PBC 的效果并不显著。概括起来,应用熊去氧胆酸的 PBC 患者中,大约有 50％的患者皮肤瘙痒减轻,一般状况有明显的好转,血清胆红素、碱性磷酸酶、谷氨酰转肽酶、胆固醇和 IgM 等实验室指标也可以有不同程度的改善。北京友谊医院报道 23 例 PBC 患者连续每天口服熊去氧胆酸 $13\sim15$ mg/(kg·d)1 年以上,早期(Ⅰ～Ⅲ期)患者肝功能及生化指标有不同程度的改善,而晚期肝硬化患者的疗效不明显。治疗 PBC 的熊去氧胆酸剂量通常为 $10\sim15$ mg/(kg·d),每天分 3 次口服。应该注意的是,最好在病程早期就使用此药,而且疗程要长,等到 PBC 进入晚期时,疗效往往不显著。有些学者主张长期服用该药。此外,熊去氧胆酸宜与免疫抑制药或其他药物同时使用,对控制病情更为有利。熊去氧胆酸的不良反应较少。少数患者可能有头痛、头晕、上腹不适。

(四)秋水仙碱

秋水仙碱是治疗痛风的常用药物,因它具有降低胶原合成、增强胶原酶的活性、调节细胞因子的功能等作用,同时又有抗纤维化的作用,因此也应用于 PBC 的治疗。文献报道中,有些双盲对照的临床验证结果显示此药能改善 PBC 患者的临床症状及其肝功能指标,可以减慢病情的进展,延长患者寿命,而且发现秋水仙碱与熊去氧胆酸合用具有协同作用,其疗效优于单用熊去氧胆酸。不过,亦有人认为疗效不甚明显。秋水仙碱治疗 PBC 的常用剂量为口服 1 mg,每天 1 次;或 0.6 mg,每天 2 次。此药的主要不良反应可以引起腹泻,其次有食欲减退、恶心、上腹不适等胃肠道反应,少数患者可能出现中性粒细胞减少。如果不良反应明显时应减小剂量或停药。

(五)青霉胺

青霉胺对铜、铅、汞等金属离子有较强的络合作用,驱除体内这些金属离子的积蓄,并有抑制炎性反应,阻止胶原形成和减轻纤维化的作用,所以有些学者应用此药治疗 PBC 患者。临床验证的结果并不一致。有些学者报告,此药可使肝内铜的含量降低,肝功能指标改善。然而另有学者认为青霉胺对 PBC 的疗效并不明显。有人提出对于黄疸症状明显而不能做肝移植的 PBC 患者,不妨试用青霉胺治疗。临床常用 D 青霉胺,开始剂量为口服 125 mg,每 2 周增加 125 mg/d,直至每天 500 mg/d 维持。常见的不良反应有胃肠道不适、皮疹、中性粒细胞和血小板减少、蛋白尿和血尿等。在服药过程中应观察血象和肾功能的变化。

(六)环孢素

前面已经提及环孢素具有抑制细胞因子的产生和淋巴细胞的功能,从而调节机体的免疫反应。临床观察结果显示,PBC 患者接受环孢素治疗后,临床症状和肝功能均有改善。有人报告部分患者的肝脏病理也有一定程度的好转。治疗PBC 时,环孢素的常用剂量为 $2\sim4$ mg/(kg·d),一般成人每天口服200 mg。由于环孢素对肾脏有毒性作用,用药过程中必须监测肾功能,疗程不宜过长。

(七)甲氨蝶呤

甲氨蝶呤有调节免疫功能的作用,常用于自身免疫性疾病的治疗。文献报道 PBC 患者接受甲氨蝶呤治疗后,能够减轻临床症状,明显改善肝功能,亦可延缓肝脏病理改变的进展。不过对 PBC 晚期的患者,其临床疗效不甚显著。甲氨蝶呤的用法为每次 $10\sim15$ mg,每周 1 次。在用药期间应注意血象和肝功能变化,有的患者可能发生间质性肺炎。患者在服用甲氨蝶呤的过程中,可能出现口腔溃疡,可以口服叶酸预防之。

(八)肾上腺皮质激素

PBC 患者口服泼尼松龙治疗后,可以减轻皮肤瘙痒和乏力症状,血清转氨酶和碱性磷酸酶亦有一定的降低。但是,长期使用糖皮质激素后,可以促进患者的骨质疏松和骨皮质变薄,加重代谢性骨病。此外,有些学者报告接受或不接受肾上腺皮质激素治疗的 PBC 患者,两组的寿命生存时期无明显的差异。因此不少学者不推荐 PBC 患者长期接受肾上腺皮质激素的治疗。在前面讨论 AIH 治疗措施时曾提及布地奈德,这是一种第二代糖皮质激素,其不良反应小于目前常用的肾上腺皮质激素制剂,可以试用于 PBC 患者。

(九)肝移植

PBC 是肝移植治疗的适应证之一。有人认为 PBC 患者的血清胆红素超过 $145\ \mu mol/L$ 或肝功能失代偿时,应该考虑肝移植治疗。文献报道一组 161 例 PBC 患者接受肝移植治疗后,1 年生存率为 75%,5 年生存率为 70%,优于没有接受肝移植的患者。肝移植的效果与接受治疗时患者的病情有关,如果病程已是非常晚期,病情已相当严重,则移植后的效果往往不理想。肝移植后,患者血清中的 AMA 常持续阳性,手术后 AMA 的滴度可能有所下降,但数个月后又会增高。移植手术后,患者需要长期口服环孢素和其他免疫抑制药,以防止免疫排斥反应。

九、预后

无症状期 PBC 患者的预后优于有症状期的患者,然而,PBC 是一种进行性疾病,随着病程的延长,其临床表现逐步加重。无症状患者经过多长时间会转变到有症状期,这很难判断。文献报道,27%～89% 的无症状患者在 27～89 个月之后出现临床症状。就具体患者来说,其预后好坏除了病程的早晚和病情的轻重之外,还与患者的心态、经济状况以及治疗措施的得当与否有明显关系。就患者的临床表现而言,下列几种因素常常与预后有密切的联系。①是否有症状:据文献报道,无症状患者的预后明显优于有症状的患者。文献报道无症状期患者的平均存活期大约10 年,有症状期患者则平均 7.5 年。②黄疸的深浅:有黄疸的患者中,黄疸越深,预后越差。如果血清胆红素水平持续高于 102.6 μmol/L 的患者,其存活时间很少超过 2 年。一组回顾性分析 PBC 患者血清胆红素水平与存活时间的关系的资料显示,血清胆红素含量少于 34.2 μmol/L 的预期存活期为 8～13 年,胆红素介于 34.2～102.6 μmol/L者为 2～7 年,超过 102.6 μmol/L者的预期存活期则不到 2 年。③有无食管静脉曲张:有食管静脉曲张者的预后不良。大约 31% 的 PBC 患者平均在 5.6 年内发生食管静脉曲张,出现食管静脉曲张后,83% 的患者只能存活 1 年,59% 的患者只能存活 3 年。48% 的有食管静脉曲张的患者会并发上消化道出血。在第一次出血后,65% 的患者在 1 年内死亡,46% 的患者在3 年内死亡。④其他影响预后的因素:血浆清蛋白水平低于 30 g/L或凝血酶原时间延长、伴有其他自身免疫性疾病、起病年龄大等的预后较差。

参 考 文 献

[1] 赵岩,曾小峰.风湿病诊疗规范[M].北京:人民卫生出版社,2022.

[2] 陈慧敏.风湿免疫疾病诊断与治疗策略[M].长春:吉林科学技术出版社,2020.

[3] 高坤.临床风湿免疫性疾病诊疗[M].西安:西安交通大学出版社,2018.

[4] 吴玲.风湿免疫系统疾病诊断与治疗[M].南昌:江西科学技术出版社,2020.

[5] 刘雪君,金芳梅,杨会军.新编风湿病中西医结合诊疗技术[M].兰州:兰州大学出版社,2022.

[6] 沈璐.风湿病临证思辨录[M].西安:世界图书出版西安有限公司,2020.

[7] 刘东霞.风湿免疫疾病的诊断与治疗[M].长春:吉林科学技术出版社,2018.

[8] 黄清春,李燕林.痛风的达标治疗与管理[M].北京:中国中医药出版社,2020.

[9] 薛静,王宏智.风湿免疫科住院医师口袋书[M].杭州:浙江大学出版社,2018.

[10] 付冰冰.现代风湿免疫病的诊断与治疗要点[M].北京:中国纺织出版社,2021.

[11] 曾小峰,田新平,李梦涛.类风湿关节炎患者教育手册[M].沈阳:辽宁科学技术出版社,2022.

[12] 刘志纯,刘磊.风湿免疫病临床诊治手册[M].苏州:苏州大学出版社,2021.

[13] 宋林萱,赵彦.干燥综合征临证精要[M].北京:人民卫生出版社,2020.

[14] 金丽琴.痛风防治须知速读[M].北京:人民卫生出版社,2022.

[15] 范永升.中西医结合临床风湿病学[M].北京:中国中医药出版社,2021.

[16] 茅建春,顾军花.痛风的中西医结合治疗[M].北京:科学出版社,2020.

[17] 刘英,姜萍,张素平.张鸣鹤治疗风湿病临证精粹[M].北京:中医古籍出版社,2022.

[18] 张志民.常见风湿免疫病中西医结合诊治[M].赤峰:内蒙古科学技术出版社,2021.

［19］熊阳春.实用风湿免疫临床诊疗学［M］.长春:吉林科学技术出版社,2019.

［20］马铁明.过敏性疾病与风湿免疫病的中西医诊断及治疗［M］.沈阳:辽宁科学技术出版社,2021.

［21］彭江云,李兆福.风湿病理论与实践［M］.昆明:云南科技出版社,2020.

［22］穆荣,李鸿斌.风湿免疫疾病临床诊疗手册［M］.北京:科学技术文献出版社,2019.

［23］毛玉景.现代风湿免疫临床诊疗［M］.北京:科学技术文献出版社,2020.

［24］潘新.痛风诊断与治疗［M］.上海:上海科学技术文献出版社,2020.

［25］汪悦,纪伟,陆燕,等.实用中西医结合风湿免疫疾病治疗学［M］.北京:中国医药科技出版社,2019.

［26］甘建平,王晶,张莹,等.原发性干燥综合征相关性干眼的西医研究进展［J］.中国中医眼科杂志,2022,32(11):911-914.

［27］相虹,常明,王秋霞,等.川崎病患儿治疗前后血清脂源性细胞因子的变化及意义［J］.中国当代儿科杂志,2020,22(1):53-57.

［28］王娜,门雪妍,岳培培,等.系统性红斑狼疮患者自我感受负担及影响因素分析［J］.风湿病与关节炎,2022,11(3):24-27.

［29］王烈,黄金保,胡义忠.抗环瓜氨酸肽抗体、类风湿因子、红细胞沉降率在诊断类风湿关节炎中的应用价值［J］.河北医药,2021,43(3):373-375.

［30］谭洪辉,邱振华,萧飞,等.多项血清自身免疫抗体及红细胞分布宽度对自身免疫性肝炎鉴别诊断价值分析［J］.现代检验医学杂志,2020,35(2):28-31.